AF241745

出版壹嘉

壹嘉出版

与你同行 2

曲艺 著

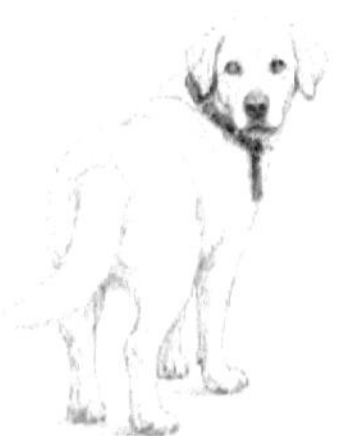

壹嘉出版
1 Plus Books
https://1plusbooks.com

书名：与你同行 2
作者：曲艺
© 2025 曲艺
All rights reserved.

Published by 1 Plus Books® (壹嘉出版)
San Francisco, California, USA
First paperback edition, 2026

ISBN: 978-1-966814-38-2

出版人：刘雁
封面设计：王烨
定价：$23.99

https://1plusbooks.com
email: 1plus@1plusbooks.com

For Leo and Andy

序言

认识曲艺是在我们家举办的大学同学聚会中。那是她和朝辉第一次登门，她简单朴素，有点害羞，安安静静。整个派对下来，也没听她说过几句话，对她的印象浅浅淡淡，可以说，对她最深刻的印象，就是她的沉静。那时候觉得，她如湖水一般的恬静和朝辉的沉稳低调真是太匹配了，两个人站在一起，有一种从内到外的平和舒适，就是那么地"一家人"。

朝辉去世不久，曲艺发给我们几个朝辉生前录制的敬拜赞美录像，每一首都是曲艺作词，朝辉作曲，一把吉他，自弹自唱，录像里是他们夫妻去"迷失的海岸线"背包徒步的照片。迷失的海岸线是加州一条有名的背包徒步路径，也是我神往了很久的一条路径。唯美的文字，简单的曲调，纯净的吉他和弦，那几段录像，我反复看了几遍。人和人的知遇是奇妙的，和朝辉同窗四年，我知道他是一个让人如沐春风的人，温和谦卑，但除此之外，我对他不算了解。在朝辉离世后，他的几个敬拜录音，让我第一次被他朴素外在下满溢的才华深深触动。我也是那时候对他们夫妻，从心灵上有了温暖的亲切感，因为我和老倪也热爱大自然，同样喜欢山海。

2022 年七月，参加了朝辉的追思礼拜；九月，我拿到了我自己的癌症诊断书；十月，我上了手术台。我的病情我们没告诉太多教会之外的人，但我有一种莫名的感动，发短信告诉了曲艺，也许是因为心里知道，我将要走的路，她都明白。不久，曲艺就带着大包小包的吃的，来看望我，和我分享了她抗癌的心得，她依然话不多，我们依然鲜有见面，但我们的心，因着相同的境遇，更加贴近彼此。

2023 年，曲艺禁食四十天写的《与你同行》出版了。这本书一出版，我和老倪就去买了两本。那是一本拿起来就很难放下的书，跟着曲艺的文字，我走进了她和朝辉平淡质朴，彼此依恋，跨越生死的爱情，回顾了他们一起抗癌的艰辛心路历程，他们的挣扎、眼泪、软弱、不舍，也看见了他们这一路荆棘中顽强盛开的野花，北加州树林中的时光，亚利桑那荒漠中的徒步，两个相爱又爱主的人，在人生暴风雨中靠着神努力不放弃对生活美好的追求。书里的他们哭，我跟着哭，书里的他们痛，我也痛，书里的他们享受片刻来自神的平安，我也忍不住嘴角上翘，捧着书笑。

是这本《与你同行》，让我在大学同窗离开世界以后，更深层地认识了他，从前那个令人温暖的轮廓，有了更多的色彩和线条；他对爱人全然的接纳，对孩子们温柔的陪伴，对弟兄姐妹无语的关爱，对事业执着的追求，对大自然的热爱，浮出纸面，走进读者的心。他离开了，我却更加了解他，上帝很奇妙，不是吗？也是这本《与你同行》，让我在曲艺和朝辉的身上，看到了我和老倪的影子，普普通通的一对夫妻，中年遭遇大难，面对生死，努力抓着神给的应许，使出浑身的力气，在风雨飘摇的日子里，努力给孩子们一个安静的日子，给自己一个美好的盼望。两个家庭，相同的苦难，让我们向彼此更加迈进了一步。

朝辉的离世，我的治疗，对于两个普通家庭而言，算是不小的苦难，依靠着信仰，我和曲艺都以为我们的人生刚走过死荫幽谷，可以安静一段时间了，然而上帝的旨意高过我们的意愿。

2024 年的年底，曲艺向我发出了邀请，希望我们两个做属灵上的笔友，一周一次书信，分享各自的人生、属灵的生命。通信的那半年时间里，曲艺失去朝辉的伤痛孤独，我陪伴辍学儿子的挣扎焦虑，我们毫无隐藏地一字一句分享给了对方，鼓励彼此痛苦中抓住神的应许，努力靠神得平安喜乐。

这期间曲艺问我，愿不愿意阅读《与你同行 2》的初稿，提供一些回馈，我欣然答应了。如果说《与你同行》让我拿起放不下，《与你同行 2》对我就如同霹雳。在失去爱人的痛苦中，曲艺迎来了人生的又一个让人窒息的苦难。

放下初稿，我久久不能平静。人这一生，究竟要经历多少苦难？苦难中的人都难免问一个"为什么"，曲艺也不例外。苦难中，她把眼目转向了神，神把平安、喜乐、力量回馈给了她。定睛在神容易吗？不容易。从神的话语中得安慰容易吗？更不容易。因为我们是人，是人就有软弱，因为同在苦难中，我知道做到太不容易了。她的挣扎，她的痛苦，她的努力抓住神，让我看到了自己的挣扎、痛苦、和努力抓住神。

苦难是人生永恒的课题，感谢神的应许，"在世上，你们有苦难；但你们可以放心，我已经胜了世界"（《约翰福音》16:33）。《与你同行 2》里，曲艺用自己真实的生命故事，具象化地展现了圣经里的这段经文。她痛过的痛，她仰望的神，她曾经的困惑和不息的探求，她在苦难中因着信仰盛开的朴素又绚烂的生命之花，在生活两次被巨大的挑战掀翻之后，她一路走来最终沉淀结晶的平安、顺服、宁静、和谐，不正是这段经文最平凡最真实却又最震撼的演绎吗？

　　曲艺邀请我为《与你同行 2》写序的时候，我毫不犹豫地就答应了她。不是因为我会写，我是一个理工女，写序这是我今生的第一次。答应她是因为她的文字，在我最痛苦的岁月里，带给我鼓励，带给我盼望，激励我靠着神战胜苦难。愿这本曾经陪伴过我的书，也能陪你走过人生的一段路；不管你的境遇如何，愿曲艺的人生和文字，让你在幸福中心怀感恩，在苦难里不孤独。愿来自神的爱，平安喜乐，与我与你，一生同行。

居恩

2025年秋于加州圣荷西

目　录

第一部分　顺服与交托

引子 -- 菲欧娜的故事

童话世界里的公主菲欧娜被种下诅咒魔法：在白天，她是美丽的公主模样，到了夜里，却变成丑怪物。她被困在了一座遥远的城堡里，由一条法力强大的龙看守。唯有命中的真爱能将菲欧娜救出城堡，解除魔法。

史来克是传说里的吃人怪物。他的相貌丑陋且性格孤僻。阴差阳错，怪物史来克救出了菲欧娜公主，并成为菲欧娜公主的真爱。

童话故事里，魔法解除往往发生在公主与真爱第一吻的神奇时刻。白雪公主、青蛙王子、贝拉与野兽的故事都是这么写的。菲欧娜也不例外，期待着童话故事里的完美结局：她将变回美丽的公主模样。

见证真爱第一吻终于到来的时候，奇迹如预料一样发生了：菲欧娜顿时笼罩在魔法的星芒下……

当光芒散尽，菲欧娜慢慢醒来的时候，她发现自己……变成了怪物！

难道她不该是变回美丽的公主吗？童话故事中，不都是怪物变英俊王子，和美丽公主成为般配的一对爱人吗？

但是菲欧娜变成了怪物。她和史莱克成为般配的一对爱人，丑的一对。

这个出人意料且相当有幽默感的结局，很迷人。

第一部分
顺服与交托

1. 起风了

"你要惊动被风吹的叶子吗？

要追赶枯干的碎秸吗？"

——约伯记 13:25

2023 年秋天。我在餐厅靠着窗户的角落坐着。

我的身后是一个桌柜。前一年的亡灵节，家里新添了一个传统庆祝节日，原本在角落不起眼的它变成了聚焦中心。浓郁的橙黄色金盏菊，深蓝重彩的手绘头骨陶艺，深红深蓝的桌围，大大小小的蜡烛……夸装的艳丽色彩洋溢出一片节日喜气。朝辉的照片，围绕着各种他喜爱的物件：茶壶、茶盏、酒杯、书、全家乐融融的照片……淹没在色彩当中。

悲伤不着痕迹地融在这片喜气里。

节日过后一些天，金盏菊的花瓣失了欢乐的光泽开始萧索飘落的时候，喜洋洋的装饰被撤掉，只留下了素淡的颜色：朝辉的照片、他看了一半的《伊甸园以东》、翻到《诗篇》23 篇的《圣经》、我和朝辉结婚时证婚人送的廉价小摆设……

告别朝辉的时候，朋友们送了很多鲜花，放在客厅壁炉周围。我一直没动它们，不看管也不打理，每天坐在那堆花当中，一直到水干了，花干了，花干透了。于是我起身，将它们收集起来，做成了两个干花篮，现下守着朝辉的照片。一个细细的金色十字架挂在墙的正中央。

窗外的园子，原先长了各种喜人的蔬果，常常有邻居驻足评论欣赏赞叹。这是一个曾经让人心生喜爱的骄傲的园子。我没动它，不看管也不打理。杂草一度得了机会兴奋地生长。但是郁郁郁葱葱的生命力，终究没抵过加州长长久久的干旱季。于是，黄了，又枯了。现在，那些杂草横七纵八毫无仪态地站着、折着、斜着、趴着，终于摆出了季节的模样。园子虽然荒了，但是并不妨碍鸟儿来。两只肥而小的灰麻雀，在结红豆的灌木枝头跳、叫。

这样坐着的安静日子似乎过了很久。

究竟有多久了？

朝辉离开我以后，时间就被打成了碎片。碎片在堆积，在丢失，无序而凌乱。感恩节、圣诞节、春节、复活节、中秋节……这些记录年度的节点跳跃着、交错着、恍惚成虚无。

朝辉留在碎片的一端。世人走在碎片的另一端。我在碎片当中跌宕穿梭。

恍惚中，将我强行拉出这碎片的，是来自诊所护士的一个电话。

两个星期以前，因为乳房肿块做了穿刺活检，本来说 3-5 天出结果，一旦出结果他们马上通知我。但是两个星期过去了，他们迟迟不回。我打电话过去问。护士说："医生还需要和其他医生讨论。有结论以后才能见你。"

这会是怎么样的情形呢？他们抛给我一个问号，像一个钩子把我挂在了那里。

这种情形，其实在做 B 超的时候已经发生过一次了。

大概一个月以前，洗澡的时候我发现乳房上有肿块。肿块很快变得更大，并且肿块处的皮肤呈难看的青紫色。原本我不想理会，但心里终究没有完全放下。某一天，我走路到家附近的诊所，见了家庭医生。

黄医生非常笃定："你这个肯定不是癌。你不需要去做检测。千万不要做诊断性的检测，因为他们要用力挤压，这会让肿块变得更糟糕。你先等两个月，等肿块消失以后，做个常规钼靶扫描吧。"黄医生的信心，打消了隐隐的一丝顾虑。

黄医生顺便给我约了妇科医生做常规检查。我已经欠下很多年没有做常规检查了。

段医生检查了乳房的肿块后突然变得很紧张。他眼神严肃得甚至有点儿严厉："这肯定不正常。我给你开诊断性钼靶扫描，你马上去做。"

钼靶扫描约在当地医院。在灯光昏暗，被庞大仪器填满的房间里，黑头发圆脸盘的印度女技术员对我一再道歉。她用对小孩子讲话的口气，加了香草蜜糖，既温柔又充满了同情："哦，对不起 ……非常抱歉你遭遇到这样……"

如何同病人讲话，我想大概是一种需要敏感心的艺术。

有一次在诊所等待室，我突然听到有病人大声争吵。在安安静静的诊所，这是极少有的事。一个坐在轮椅上的中年男人，显然没有顾及到自己的高声和周围安静环境的不协调：

"你对我说话的口气让我很不舒服，很不舒服！我不能接受。你的口气就像他妈的我和我儿子讲话！告诉你，我有创伤应激综合症，你这样的口气让我想发疯。你就不能正常和我讲话吗？"

年轻女护士站在一旁低着头。我很能体谅到她的无奈。这是一个癌症诊所，护士对待病人的态度几乎都一样，专业、温柔且充满了同情。这种敬业的态度，原本该被尊重和被感谢的。后来，护士换了一种冷冰冰的公文化的语气。病人似乎满意了。

尽管我心里没有任何预先设下的负担和杂念，但印度女技术员的语调，显然已经将我当作了一个不幸的人。这种语调试图将我拽进"你很不幸"的坑里。我笑笑，尽力躲避这样的心理陷阱。

做钼靶扫描，似乎暗示着某种非正常。因为在钼靶扫描之后，我马上被安排到 B 超间。

B 超做完，技术员说："你在这里等一下，我给医生看一下，结果会马上出来。"

她拿着结果送去给医生。接下来一头白发的医生走进来，没有告诉我结果，却亲自又做了一遍 B 超。他似乎满脸疑惑，但什么话也没讲就离开了。很快，他带了另一个年轻一点儿的医生进来，对我解释说："你的情况很复杂，我得再请一个医生一起讨论。"新来的医生动手又给我做了一遍 B 超，还是没有讲什么结果。白发医生说："我给你的保险公司打电话，安排你今天马上做活检穿刺。"

做活检穿刺的同时，他也给我预约了乳腺癌专科医生。

我和乳腺癌专科医生史蒂夫只见了一面。在不超过 10 分钟的面谈中，我问了一个问题："我自己在网上做的查询，唯一一种会出现皮肤青紫的乳腺癌，是炎性乳癌……"

谷歌查询结果说的是：炎性乳癌，一旦发现就是末期，生存期一般不超过六个月。

史蒂夫医生打断我说："你不是。"他否定得不容置疑。

虽然史蒂夫医生说过三到五天出结果，但是，他们让我等了足足两个礼拜。

两个礼拜又过了两天。史蒂夫医生诊所的护士打电话来："我非常抱歉。"

"非常抱歉"这样的开场白，通常指向一个不是很让人向往的方向。

"你被转介到肿瘤科医生。根据法律，我不可以告诉你结果。"护士很省话，一句冗余都没有。

"那我可以见史蒂夫医生吗？"史蒂夫医生说过，结果出来他会告诉我。

"医生说，他不需要见你。很对不起，我非常抱歉。"

为什么乳癌专科医生拒绝见我？为什么不能告诉我穿刺结果？"对不起"、"抱歉"、"肿瘤科医生"，言语中的这些关键词，都在指向一个结果——癌症。是什么样的复杂情况，让医生困惑迟疑了一个多礼拜？

2. 神的答案

你的答案写在书里

你的应许从不落空

——《你的应许》,朝辉和曲艺写的歌

我们的教会似乎不太鼓励追求属灵体验。理性上的理解和逻辑洽合,如大树深入土地的根系,盘根错节,往往给人稳固感。而属灵体验,因其超脱理性逻辑的不确定性,像风一样飘忽,可能让信仰的根基不够稳固。然而,教会牧师师母也常常教导说:"我们要常常祷告,神会亲口对我们说话。"也说:"我们要顺从神的旨意。"

听到神开口说话是一种什么样的属灵体验?我们需要顺从的"神的旨意",又是什么?我们从哪里知晓?

如果可以说,我明明白白地听见过神对我说话,这样的体验只有过一次。那是在刚得到朝辉确诊的消息后,我送我的儿子Leo参加SAT考试开车8个小时的路上。在路上,我流泪祷告,却无论如何也无法跳出绝境。我突然听到神对我说:"夫妻本是同体,我许你们不分开。"

在不见出口的绝望中,那句话是闪进心中的光亮,是信心和希望,它止住了我的忧愁和悲伤。从那以后,我听到的神的应许,成为我们信心的底色。它稳稳地,在各种试探中支撑着我们积极和乐观面对。即使权威的医生判定说"你会死的"，都没有让我们失掉信心。

然而， 如果不是我的信心这样坚定，此后的我可能也不会跌倒得那么彻底。我没有给我的信心留退路。

很多时候，人的信心来自于自己懂得的知识。就像做积木组合。形状固定的积木只有有限的自由度，答案一定在思维理性能够涵盖的已有组合里。我们遇到的情形，如果用人类当下的已知知识，只能拼搭出我不愿意接受的答案。想要不同的答案，只有转而寻求未知的、神秘的超自然力量。"祷告与信心"会让不可能的事变为可能。 经上说："就是对这座山说：'你挪开此地，投在海里'，也必成就。"

我是一个绝望的人。我蒙住我的眼睛，把希望寄托在我的信心里，我的信心应当与超自然力量有神秘的联系。我相信得彻底，不敢给我的信心留退路。

然而，结果是山没有投在海里，而是压住了我。

为什么？ 神的应许呢？"许你们不分开"是我自己构造的谎言吗？

⟿ ⟻ ⟿ ⟻

阳光斜着从背后客厅的窗户照进来，带进来一些亮和一些暖。Alexa 正小声播放着 Don McLean 的歌。

放下电话，我心里依然是平静的，波澜不惊。

和朝辉相伴的这一路，我一路走一路求，跌跌撞撞到终点。如果说，在终点的时候，我有一点点灵命上的收获的话，那就是学会了放下和顺服。我不再求了。我不再用自己的意愿和期望困扰自己。不再让自己为明天的未知焦虑或担心。

此时的我头脑冷静清晰。我的身体没有任何不适或异样。如果在这个时刻作出决定，我知道是可以被信任的。

我给尼克打了电话："估计是癌症。"

"我会支持你。"尼克说。

没有同情，没有安慰。我不需要那些，它们只能成为我的负担。

"如果是晚期癌症，我想，与其接受治疗，经受身体一点一点垮下去，失去自己做事的自由，只能够接受他人的照顾，不再有力量实现自己的意愿，我宁可让身体更长一些时间保持健康自由的状态。在这样的状态下，安排好孩子们未来的生活。没有生命中的伴侣做后盾，只有两个还依靠我的孩子，我需要为我的孩子最大化我的生命价值。"我头脑冷静，做完全出于理性的权衡。

"我支持你的想法。"尼克说。

当我生活在虚无缥缈之中的时候，尼克是一个影子一样的存在。认识他，源于我前一本书《与你同行》。尼克偶然从谷歌看到我的书，又从书中的蛛丝马迹联系到我。他是癌症患者，正在走出癌症的阴影。因为经历过，所以他没有惊讶，也没有同情。然而比同情更深的，是懂得。从相同的经历中延展出来的懂得，有深厚的重量，它给予的力量是巨大的。很多时候只有不说出口的时候，才会更有力地存在。

尼克可以像雾一样和我共存，也可以消失不见踪影。可以在，也可以不在。可以感觉到，也可以感觉不到。他的在与不在，都不会影响到我雾一般的生活。他的存在本身似乎就不是真实的，像我不真实的生活本身，所以他的存在与我的生活很和谐。现实生活中我的朋友们都太过真实。他们不能在雾中和我共存。他们进入我的生活中的时候，也许想把雾划开一个口子。但是，终归太实体了，像有重量的石头，在雾中落下来，并不能在雾中留下什么。

我打电话的时候，雅芳正在厨房里。

这个姑娘是我生活中另外一个影子一样的存在。两天前，我在日隐附近的一号公路遇见她，将她带回家。

日隐是我在朝辉将要安歇的红木旁边买下来的一块地，海隐是日隐附近的一个半岛。我正从日隐走路去海隐。路边一个姑娘停了自行车在喝水。一号公路常见骑行者，本不奇怪。

我从她身边经过并继续往前走。然而，有什么东西吸引了我：一个中国面孔的女孩子，一辆不是专业运动的自行车，车上绑着橘色远行户外装备。我转过身问：

"你从哪里来？"

"请问你会讲中文吗？我英文不好。"女孩子笑笑的，邻家女孩有些腼腆的样子。完全没有一个户外远行人明显可见的鲜明特点。

"我是台湾人。三个月前从阿拉斯加出发，现在骑到了这里。我打算一直骑到美洲大陆的最南端，或者骑到我的钱花光。"

她仿佛是一个非真实的远方，笑吟吟的，有些腼腆地站在我的面前。

在户外远足人的词汇库里，有一个词叫"行路天使"，指的是在路上无偿提供帮助的人。有时候提供接送交通，有时提供食宿。我成了雅芳穿越地球从北到南一路上的行路天使之一。

我带雅芳去海隐徒步。徒步路线有峭壁行走，也有在密林中四肢着地的攀爬，不是很容易。若平日里，像雅芳这样看起来柔弱的邻家女孩，我总要关心一下。但是，既然她能从阿拉斯加骑行至此，我便不需多问一句。在户外的默认值是每一个人都要独立担当，彼此相互帮助但不存在依赖。即使是相爱的人之间也一样。

在餐桌上，雅芳埋头专心吃一大碗三文鱼炖蔬菜粉条。一碗，两碗，三碗。我心里笑，瘦瘦的女孩子居然吃这么多，在平常生活可不多见。在路上，她保持了中国人的习惯，基本吃煮挂面。我刻意做了蛋白质多的食物，并做了很多，因为我知道每次背包远足后饭量可以多惊人。

我和雅芳两个陌生人在一起的相处就像我和我的影子。没有寒暄客套，也没有特别关照。有一见如故的默契，同时也保持着彼此的独立性和对彼此空间的尊重，似乎户外人群默认的社交规则与平常有些许不同。这样的相处模式很让我感到舒适。我做饭，她洗碗。我做我的事情，没有招待客人的负担。她安排自己的时间，也不多打扰我。简单干净。她不多问我的生活，我也不问她的。在《朝圣者》这部电影中，每一个远足的人都带着一块自己的石头，藏在怀里，除非自己拿出来。

雅芳在我家住了三天。她原本打算用这多出来的三天时间骑车在旧金山转转。但实际上，她一直呆在家里不出门，除了有时和我遛狗买菜。风餐露宿了三个月，我猜有屋顶有厨房的舒适暂时诱惑住了她。

三天以后，当我遛狗回到家的时候，我的远方，连同她的黄色小单车，不见了踪影。像曾经飘过的一片雾，可以当它从来没有存在过。

我再次见到了严医生。

见到我，严医生就笑了："你怎么这么愿意和肿瘤科医生打

交道啊？没有人愿意认识肿瘤科医生的。"

严医生是我爸爸的医生，也是朝辉的医生。他曾经在半夜给我打电话，情绪崩溃，建议我们马上去安宁护理。而第二天的白天，他又打来电话为他的情绪失控向我道歉。

对病人有使命感的医生啊，总是免不了伤到自己。朝辉跟我说过："没有牺牲的爱不是真正的爱。"

这一次，为了我这样一个和他毫无关系只是看起来情况可能有点儿紧急的病人，严医生把我加塞到已经排满的预约单里。他告诉我可能要等很久，要等到当天所有预约的病人都处理好以后才能见我。按部就班做份内之事的医生，原本不需要这样做。

医生该下班的时间过去 20 分钟了，我还坐在诊疗室里等。门开着，外面是无人的寂静，已经没有了人声和脚步声。

严医生匆匆地走了进来。

"一个好消息和一个坏消息。"没等到问出接下来那个经典问题"你想先听哪一个"，他很快给了我答案。

"好消息是你的病是非常可以治愈的，当然坏消息是你得了癌症。你很大的可能性是得了一种叫'ALL, 淋性急性的白血病'。这种病的治愈率是 90%。因为这种病治疗的特殊性，我这里治不了，我把你转到 UCSF。"

"如果不治的话，我还能活多久？"

"90% 的治愈率，你干嘛不治？"严医生露出惊讶的表情，但还是给出了属于医生职责的答案，"至多 3—5 个月。"

从严医生的答案里，我听到了应许的实现。

两个星期的时间，我的血红蛋白从 9.3 降到 8.3。以这个速度，再有两三个星期，血红蛋白将会下降到维持生命基本体征必需的临界值之下。况且，这个下降可能不是线性的而是指数级的。严医生说的 3-5 个月应该是过于乐观了。

这个选择题听起来很荒唐，但是如果真有这样的选择题，你必须选一种癌症作为自己的死因，急性白血病可能是一个不错的选择。我的朋友米雪说："是真的。"她的的姐夫患急性白血病过世，很快。

从多年前风靡一时的电视连续剧《血疑》开始，与患癌相关的影视剧里，主角若得癌症，基本是白血病。据说有 1000 多部中日韩影视主角得白血病。比起其他癌症，白血病似乎多了几分优雅。

以理性来分析，这可以说是一个圆满的实现。

首先，病人没有痛苦，可以体面地甚至是优雅地死去。急性白血病的症状为骨髓里的癌细胞抢占了空间，导致正常的红血球血小板没有足够的空间而逐渐数量减少。人没有特别的不舒服，只是感觉到虚弱，虚弱，然后会因为虚弱在睡眠中安宁地死去。

其次，过程很快。生病的时间不会太久，但也给了足够的健康时间安排死后的事情。

并且这将会是一个合理、美丽且自然的结局。这一年多，我常常会心脏痛。痛到只得用手压。我没有去看医生，医生看不了心病。我把心脏痛的情况报告给心理治疗师朱利安。她一点儿都不奇怪。她说："心碎是真实发生的，并不只是一种说法。"死于心碎，死于哀伤，诠释了我的完美爱情。

神的安排，是不是远超人能想象到的最好？

在真爱之吻里，奇迹发生了。不是怪物史来克变英俊王子，而是菲欧娜公主变成怪物。

　　我看到了神的应许在这里实现。而我是公主菲欧娜。我笑了。

3. 人的自由

"好像有时我们必须用一套理论，有时又必须用另一套理论来描述，有时候又必须两者都用。我们遇到了一类新的困难，这种困难迫使我们要借助两种互相矛盾的观点来描述显示，两种观点单独是无法完全解释光的现象的，但是合在一起便可以。"

——爱因斯坦

我常常在小区走路。从家走到纪念公园老兵堂的侧面，那里有一个打理得很规整的小小菜园。这也是和朝辉常常一起走的路。穿过火车道后的拐角处，有一株高大的植物，像是含羞草。我以前只见过花盆里小小的含羞草，手指碰一下，叶瓣就合起来。这株长得比人还高的含羞草也一样。它的花苞是纯黑的，花在夜里绽放，清晨关闭。无数次经过它，每一次，我都要停下来，碰一碰，惊讶一下，就像第一次见。但是，没有朝辉在身边的时候，我好像再也看不见这株含羞草了。直到有一天，不知为何，我看见了它。于是，我伸出手，碰到叶子，它合起来。

Andy 两岁半的时候，我领着他在德州卡多湖的水杉地里走路。水杉长在水里，树干就像大肚佛坐在水里，上半身陡然细下去，顶着整齐的三角形树冠，对称的形状，映衬着水里再次对称的倒影，极为美丽。水退去的季节，水杉林里有指甲大小的的蛙跳来跳去，它们和灰树叶一样颜色。听见蹦跳的声音，扑棱扑棱像下大雨点，却看不见它们，就像置身在有精灵的童话世界。两岁半岁的 Andy 跑在我的前面。水杉树下盘踞着一条巨大的水蝮蛇。在 Andy 抬起脚将要碰到它的时候，我寒毛倒竖，将他提溜起来。我大概是用了瞬间转移术。下一时刻，当我恢复意识的时候，我和 Andy 已经站在了林子的外面。

被水蝮蛇咬过的幸存者形容，被咬过的皮肤，触觉就像裹了厚厚的皮革。

那些让我惊讶的花，花瓣上挂着的水珠，在阳光里闪亮轻轻摇动的叶子，曾经柔软过我的心的它们，齐齐地退出了我的存在。当含羞草的叶子合起来，我的心如同被水蝮蛇咬过的皮肤。

在公园里，我看见有人在欢乐地笑。我看见有人弓身跟在摇晃着跑动的幼儿身后。

在我的世界，时间不再是连贯的存在。每一天都是一个孤立的日子。任何昨天对于我，都没有留下记忆。当时间切换到今天的时候，昨天就消失不见了，从不曾存在过。

这个世界于我，如同另外一个平行空间的实体存在。在那个平行空间的世界，我死了。

没有什么能将我从死亡中拯救出来。我试过看心理医生、禁食、读书、写书……

什么能将我从死亡中拯救出来呢？

亚当住在美丽的伊甸园中。神叮嘱亚当说："园子里的果子你都可以吃。唯有智慧树的果子你不可吃。你吃的那日，必死。"

蛇却诱惑亚当的妻子夏娃，说："你吃了不会死。"

夏娃被蛇诱惑，和亚当一起吃了智慧树的果子。有什么样的后果呢？

后果是神被放进了一个不可能的悖论中。如果亚当和夏娃不死，那么是神在说谎。而神是完美的，完美的神不可能说谎。如果亚当和夏娃死了，那么是撒旦成功地毁了神的创造，他胜了神。而神是最有权威的，权威的神不可能被撒旦占胜。

这样看似"不可能"的悖论密室，如何解？

有且只有一个解：拯救脱离死亡的唯一途径，是死亡本身。

神无所不能。但是有一样祂却不能：神不能死。

因为神没有肉体，所以神在最初施行了祂的拯救计划：三位一体的神耶稣基督道成肉身，完成十字架上的救赎。用死亡拯救人脱离死亡，这是亚当和夏娃吃智慧树上的果子后果的必需与必然。

多么完美与巧妙的神的计划！

能拯救人脱离死亡的，唯有死亡。这是神的道。神的智慧和恩典，远超你我所思所想。

从《圣经》中的启示，"拯救人脱离死亡的，唯有死亡"，想到当下我的情形：摆在我面前将发生的死，是来拯救我脱离当下的死。

我在惊愕的欣喜中仰望神。神笑而不语，在我面前打开了一扇我视而未见的窗："90% 的治愈率，你干嘛不治？"

我听到的神的应许，竟是在这里实现了。祂给了应许，但同时，留给了我自由选择。

神的经卷里，有一个挑战人类智慧的难解之谜：神的预先安排和人的自由意志之间，是怎么样的关系？面对这个命题，四世纪的斐拉鸠斯说："神给了你完全的自由意志和能力。你的意志完全能够让你决定过什么样的生活。"同时期的奥古斯丁，措辞严厉地反驳斐拉鸠斯："你所说的人有完全的自由意志，将神的恩典放置何处？人的自由意志是有限的。神的旨意决定一切，包括人的意志。神给了人自由意志，但同时，神也进入到自由意志当中。比如，人的意志只能决定你是否为喜欢的事付出努力，但是你最初喜欢什么，这是神的预定，不是自由意志的选择。"

从那时到今天，关于神的预定和人的自由意志之间的辩论从未停过。

科学家试图完全从科学的角度探寻这个答案。神经学科学家 Robert Sapolsky 于 2023 年出版了《Determined: A Science of Life without Free Will》，完全从科学的角度论证得到他的结论：人的自由意志是不存在。因为人的思想、决定都是由基因、环境、成长历程和当前所处的境遇决定的，是完全生物化学行为。他的书立刻收到了很多关注。当然有很多专家赞同，也有很多专家反对他的观点。

如果将人不可控的因素都归于神的预定，人的自由意志能够改变神预定的结果吗？还是无论人怎么做，都是在五指山里翻跟头？我们祷告，求神成全人的愿望，求神改变我们不希望发生的预定有任何意义吗？

神的预定和人的自由意志就如光的波粒二象性，它那么令人迷惑，却矛盾又和谐地同时存在。

现在摆在我面前的命题，让我看见其中的一个可能性：神在掌权，然而，人有完全的意志做出选择。人的生命中既有神的预定——我们无法控制的事发生，也有个人意志的选择。人一生的命运在二者的精妙平衡下驶向不同的方向。

"90% 的治愈率，你干嘛不治？"严医生说。

"你想要的，真的是你说的你想要的吗？"神问我。

还没有来得及回答，我见了 UCSF 血液中心的艾伦医生。

那是一个星期二的下午，我坐在餐厅的电脑前。韩裔实习医生托米问了我一些基本情况。他离开了一会儿，艾伦医生胖胖的脸带着谦和的笑容出现在屏幕上。

艾伦医生把时间安排得很经济甚至可以说很吝啬。交谈只花了大概五分钟。艾伦医生很直接和简短："我安排你今晚住院。"

"立即住院"看似是轻而易举可以安排的事，我知道这并不常见，除非从急诊转。

"可不可以明天？差一天对治疗效果会不会有区别？"我讨价还价地问。

"区别不大，你可以明天来。"医生倒是很爽快。

生活的变化来得突然。大餐桌的半边，堆着课本、作业、笔记本，上学的七七八八。另半边，摆放着电脑、显示器、键盘、鼠标，上班的七七八八。自从朝辉不和我分一半餐桌了，我的空间变得奢侈。现在，这奢侈，我也要丢下了。

围绕着要去住院这件事，立即出现了很多事务要去安排：Andy 的饭食、上学接送、排球训练和经常性的周末外地比赛；狗的照料；我的接送……平时不算事情的事情，这时候都成了事情。我望着窗外颓败的花园，心里想："我要去见格瑞。"

我给格瑞发了一个信息："希望明天能见面。"

4. Why Me? Why Not Me?

问题："为什么是我？"

答案："为什么不是我？"

—— Paul Kalanithi：《当呼吸变成空气》，

尼克在确诊之初曾经愤怒、彷徨、疑惑。他想不通，他问："Why me？"

朝辉比较乖，他没有问过这个问题。换成我替朝辉问。牧师对此的解答是："我们不知道这一切为什么会发生，但是，我们一起走过。走过以后，或许我们会得到答案。"

我至今没有得到答案。

尼克说他后来找到了答案。他的答案是："Why not me?"

这样的事情，可能发生在任何人身上。为什么不是我？他和解了，与癌症，也与自己。

当严医生向我宣布确诊癌症的时候，我没有惊讶和慌张，我心中跳出的答案是："Why Not Me?"

我潇洒转身，从问题超越到答案。

❧❧❧ ❧❧ ❧❧❧ ❧❧

在接近中午时分，我到了格瑞的律所。当天，律所有一个重要的取证会。玻璃双门的对面是玻璃墙的会议室。围着长长的会议桌一圈坐满了身着深色西装的人。远远地，我能感觉到里面的肃冷。那种肃冷仿佛能把空气冻成冰晶。每个人的脸上都挂着严肃表情，有些是真的，有些是戴上去的，像西装领带一样，这种场合的必需。取证会是短兵相接的战场。我知道格瑞是勇士，正站在战场中心挑战。

若我走进去，隔着玻璃难免会有动静。我怕干扰到被冰冻住的空气，于是转身离开，从律所背后的员工小门溜进去。

在我们约定的取证会中途休息时间，我见到了格瑞。他穿着西装打着领带。唯有听证会或出庭，才会看到他如此正装。

我已经在短信里将消息告诉了他。问了我几个状况问题之后，格瑞跳进主题："你需要问自己这样的问题："Why me?"

老人的眼光里有担忧也有关心，但更多的是沉甸甸的一位智者的严肃与认真。

格瑞的话往往传递给我真实的力量。这是为什么我想见他。

七年前，我在职场遭遇了霸凌报复，继而被解职。一个强大的国家政府机构站到了孤单一人的我的对立面。这时候我遇到律师格瑞。八十一岁的他说："我将做你的战士。"

从格瑞身上，我看到一个人如何只为使命和信念而工作。我看到一个人如何坚守着正直和诚实却依然能赢。我看到一个人如何将生死看得云淡风轻。我看到一个人如何用做的事情，树立扶持另一个人。我看到一个人在世俗中战斗但看轻世俗只关心灵魂。他不单单是我的战士，更是我的生命导师。

茶几的中间摆了一头俯身低头准备进攻、充满力量的公牛小雕塑。格瑞属牛，他说过他将这个战斗的公牛当作他自己的形象。

"你在工作中遭遇到严重霸凌，被非法解雇，继而法庭诉讼……这样的经历已经很少见。法庭诉讼的过程中你的丈夫得了癌症，又因癌症去世。丈夫去世刚过一年，你又得了癌症……为什么这些事情会在你的身上发生？"

格瑞数算着这些年在我身上发生的不幸遭遇。

我们常常乐于数算恩典，但往往避免数算不幸。当面数算我的不幸，除了格瑞，旁人大概没有这样的勇气。

在认知形成的过程中，多多少少我们的心中被灌输了一些"报应学"的概念。佛教的因果，道教的天道轮回，在中国的民间传统文化中形成了"有因必有果，有果必有因"的普遍认知。《圣经》里也处处有这样的教导："耶和华必赐福给义人。"[1]"恶人必多遭祸患。"[2]

为什么这些不幸发生在你的身上？是你做错了什么？

这样惩罚报应的想法，隐含着指责，处在苦难当中的人怎么接受？面对三个朋友用"报应学"的解释和指责，约伯竭力为自己辩护："至死必不以自己为不正"。[3]

他一生行正义，仰望得好处，灾祸就到了；等待光明，黑暗便来了。

约伯问耶和华："为什么会发生这样的事？"

朝辉生病的时候，我也问牧师："为什么会发生这样的事？"

牧师没有正面回答我，他说："我不知道。等我们走过以后，也许就会明白。"走到朝辉回了天家，我还是没有明白。

"这一切的发生，都是有原因的。你要想想：why me？"格瑞对我说。

1.《诗篇》5:12
2.《诗篇》32:10
3. 这里引用《圣经》中《约伯记》的故事。

牧师也说过："一切都不是白白地发生的。"

牧师的话和格瑞的话，其实都指向同一个问题。很大的可能它们最终将指引到同一个方向。

但是，他们的切入点显然很不一样。牧师的话，隐含着基督徒的心理预设，引向神的恩典。格瑞不是基督徒。在严格的摩门教家庭出生长大的他，叛逆到不相信任何宗教，但是他相信人的灵魂，追随朴素的真实的人的感受，在实体的生命里追求灵命。他的话，是拥有自由意志的个体自发的对生命的领悟。

正处于迷惘中的我，看到牧师和格瑞之间的区别巧妙地诠释了神的预定论和自由意志之间征战的命题。他们分别站在辩论双方相互对立的立场。

我此时不想用基督徒的心理预设给自己围起一道墙。我选择让我的自由意志来主导。当死亡作为不只是一种可能、而是绝对的事实，毫无遮拦地矗立在我面前的时候，我对"我的"生命，只能无比地郑重。真理的重要性比生活中任何一个时刻都要急迫和真实。

然而，真理是什么？在我的生命中堆积了一层又一层的教导、经验、思考、书籍、信息……它们像交错重叠的厚厚的稻草，而真理是埋在中间的一根针芒。想要找到它，我必须摒弃一切形式上的教导和习惯上的遵从、必须和内心深处的真实碰触，和最真实的"我"碰触。我的内在灵魂是我寻找真理之路。其他的，任何言辞与教导都只是在这条路上的预备或者障碍，不是我的灵魂迫切想要寻找的真理。只有心灵所到之处，才能寻到最真实的生命。我必须以我自己的方式，通过思考、冥想与孤独去追寻。任何言辞和教导都不能带我到那里去。我必须认真观察和跟随我的真实感觉。让感觉通过思想，形成语言，形成对生活有引导性的智慧。带我到那里去，如此不再失去。

"既然神将这件事情放在你的身上，必然有它的意义。你需要认真地往深处思考，它的意义是什么。"

我把"why me?"的问题，简单轻松地跳到"why not me?"的答案。格瑞却将我重新拉回到这个问题，让我重新思考。他的话在提醒我，对"Why me"的回答，不该纠结于过去，而是要放在未来。让苦难发生，神的目的在哪里？

大窗户的外面，碧空如洗。两只鹰在天空翱翔。一会儿相分离，一会儿滑向彼此。整个天空似乎都是它们的，两个优美桀骜的黑影是天空中自由的精灵。

"我希望当走到隧道另一端的时候，你将会发现一个更加强大的你。"格瑞看着我的眼睛，郑重地说。

5. 传承

"薪尽火传。"

——《庄子·养生主》

朝辉确诊的时候，因为临近 Leo 考 SAT，所以我们商量等 Leo 考完 SAT 再告诉孩子们。等 Leo 考完，在开车回家的路上，我告诉了 Leo 这个消息。Leo 问："为什么我的朋友比我先知道这个消息？"Andy 也没有惊讶，他说："我看见了客厅里的纸。"那是朝辉的诊断书。孩子们要求"如果有事情发生，我们希望第一时间知道。"我和朝辉答应他们，从那时起，有什么事情，第一时间要让他们知道。朝辉决定不再治疗的时候，朝辉说："我要亲自和他们说。"朝辉守了和孩子们的约定。

现在，我也要守和孩子们的约定。

周六，我做了一顿很正式的晚餐：味噌烤三文鱼、腌渍黄瓜和焖米饭。三个人一起围着餐桌吃饭的情形，在这一年多以来很少有。

孩子们将要离开餐桌的时候，我说："吃完饭，我有话对你们两个讲。"我微笑着，尽量讲得很柔和很平静。

可是 Leo 回头看了我一眼。他的脸上露出有点儿惊惧和紧张的神情。我的心紧了一下。

这是我的顾虑。他们都还没有完全走出爸爸离去的哀伤，却再次发生变故需要他们去面对和接受。"这个时候，我要做他们的锚，给他们稳定。生活的变故总是不可预计，但是，不管风雨如何飘摇，人的心可以稳稳的。"我这样想。

是的，我希望给他们快乐无忧的童年。在他们成年之前，给予他们最好的庇护。然而，落在他们身上的伤痛和苦难，是做母亲的我无法控制的。这是他们自己要面对的人生。

这样沉重的伤痛经历，如果它带来的悲伤和忧郁没有被及时正当地排解掉，可能会在孩子心中成为阴霾，像黑暗一样吞噬他们的快乐。可能会成为他们人生路上的一个累赘，阻碍他们原本可以拥有的快乐和感知幸福的能力。可能会留下深深的伤痕，长大以后，在长长的岁月中慢慢医治。

然而，这样的经历也可以让他们长出坚强、韧性、独立和自信，长出一颗更加敏感、体察和悲悯的心。经历过大多数同龄人未有的经历，他们的成长可以因此更加丰富。

我要做锚，稳稳的。让他们尽量从不一样的经历中，向着阳光的方向成长。

⟫⟫⟫ ⟪⟪⟪ ⟫⟫⟫ ⟪⟪⟪

我上班的公司离家开车有一个小时的距离。公司挨着"铁马步道"。中午吃饭的时间，我会在这条步道上走路。公司所在地虽然离家只有一个小时，但因为湾区的小气候，和家里的天气相差很大。常常家里阴冷，这里却很热很多阳光。在走路的时候，我常常和朝辉打电话。电话里，也没什么主题，细细叨叨的，想到什么就讲什么。那些年我们几乎像连体婴。晚上因为忙碌杂事，在一起讲话的时间不够，就趁午饭时间讲一个小时的电话。朝辉的同事奇志笑我们："听朝辉接电话的语气突然变得特别温柔，就知道是老婆的电话。"朝辉总是有时间和我说话。

他不在身边带来的不便，除了日常生活上没了伴侣，可以毫无顾及自由自在讲话的对象也不见了。从前，他就像一张大大的包裹，我在里面，安全地舒展和柔软。如今，大包裹不见了，我裸露在空气中，细嫩柔软的肌肤暴露在风中，开始变得粗粝和坚硬。我不喜欢这样。

就在几天前，我上班的中午时间在步道上走路，然而却没有电话可以打。路上，看着地上成熟掉落下来的核桃，头顶一无遮拦的阳光，小亭子落下的阴影，路边一丛丛的牛奶蓟……步道上的细微的熟悉景象，全都是朝辉的陪伴。我难以抑住我的悲伤。

突然，一个很开心，很有希望的光，在我的心里"啪"地点燃了一下。我想起他最后一次走到餐桌前坐下……他在生命的最后一程，依然尽量享受生活中的美好，哪怕最后只有一点点。

他这样尽力吮吸生命的美好，到极致。无论如何的光景，生活中也要有美好的东西享受一下。这一点就像一个小小的蜡烛亮着小小的光，虽弱小，但是带着无限的希望，无限的力量，点在心里。

有人跟我分享过所爱之人在最后日子里经受的痛苦和悲哀，让人感慨怜惜。我想，这可能是为什么面对生命终点的态度重要。原因之一是让活着的人回想的时候，只是伤心难过，还是被注入力量？人为什么要乐观顽强呢？因为那样让人喜欢，给人力量。

朝辉，你留给了我微笑，留给了我那一点光。

现在，我要给孩子们留下乐观和希望。留下微笑和一点光，就像你留给我的一样。

这是我的使命。

"这种白血病治愈率是 90%。这就好像是我得了感冒，需要一个治疗恢复的过程，只是这个过程更长一些，更不那么容易。"我说。

Leo 满脸凝重。

我猜到他在想什么。与其隐晦，不如敞敞亮亮地问出来："你是不是很担心？想我可能会死？"

"我怎么可能不这么想？"Leo 反问。

"这种白血病治愈率是 90%。考虑到这个统计数字中有一些人的身体条件不那么好，或者年纪比较大，像我又年轻身体又好，轮到我的治愈率应该更高。虽然不能 100% 肯定治愈，但是很乐观。"我说。

Andy 问我的第一个问题却是："你是不是要给你的书写续集？"

他的问题把我逗乐了。但他的问题可能是这本书的起始，作用就如结晶过程中的晶核。

Andy 接受了我的建议，找一个心理治疗师为他保驾护航。后来事实证明，心理治疗师太有必要了，对 Andy 的帮助很大。

Leo 没有接受我找心理治疗师的建议。但是他听了我的话：不能把情绪压在心里，一定要有自己的疏通管道。他说，他会跟他信任的少数几个朋友谈这件事。

很诚实地跟孩子们讲了我生病的事情，并看着他们接受这个消息，并准备积极地面对，我感到了轻松和踏实。他们是我此行的队友。虽然一直以来我的心都保持着平静，但是却避免不了感觉沉重。和孩子们谈话之后，突然像卸下重担一样轻松，简直可以说是心情愉快了。

6. 困境

就算经历了风雨，也不一定能见到彩虹

下一场风总还是会来

——小林漫画

多莉陪着我，在医院的接待室等待入住。没有窗户的小房间，四周摆了一圈皮面沙发和皮面椅子。沙发上坐着一个老先生，他的手腕上戴着印着字的白色的带子，我也同样戴了一个。衣着得体的妻子木无表情地坐在一旁。卷曲黑发还很年轻的女儿背着我，面对着墙上的一副画站着。他们像是早已熟悉住院的流程。另一个精瘦的银发老太太坐着轮椅，戴着眼镜。旁边陪她的先生胖乎乎的，头顶凸了。太太看手机，偶尔抬头对先生小声说点什么。他们之间的安静和默契让人感觉平常和温暖。还有一个西裔的胖胖的老夫人，不安地用西班牙语和她的儿子讲什么话，他的儿子有些不耐烦，但好像很听她的话，一会儿走出去，一会儿走进来。护士坐在围起来的角落办公间，低头做事。我和多莉坐在沙发上，面前堆着一堆行李，像在小旅馆的前台。

我带了一个大的托运行李箱，一个小的登机箱。大的箱子里装的是大厚被子和枕头。我奇怪为什么朝辉住院的时候，我从没想过可以给他带家里的被子和枕头呢？护士交代我住院流程的时候，特地提醒我可以带自己的被子和枕头。可能因为我要住很久吧？小的箱子里是满满的书。另外还有一个大的布包，装着衣服，一个小的布包装着一些水果和零食，外加装着电脑手机的书包。此外，还有一个超级大的毛绒狗抱在胳膊肘里，Andy给我带上的。比起旁边的人，我的行李浩浩荡荡，让我都有点儿不好意思。以前朝辉住院的时候，只单单把人送过去，医院里吃的穿的用的什么都提供。可是，我把自己的住院搞得像度假。

我的房间很大，有一面从墙到墙的大玻璃窗。窗外是一座山，山上长着郁郁葱葱的桉树。山的高处是一个电视塔，出现在许多旧金山旅游的风光照中。这个房间的视角和朝辉当时住的房间视角是一样的。我不记得他的房间号码，应该在我现在的楼层下面。他的窗台上空空的，孤零零地摆着一朵我从家里带来的玫瑰。那时候因为疫情不允许陪床，晚上他发信息给我说："有小花花陪我。"现在，空空的窗台上被我整齐地摆放了一排书。我想："有朝辉陪我。"

两天以后，护士要给我换房间。因为对面有房间空出来，对面的房间是海景房，能看到金门大桥和大海。可能因为我要住得久，优先把最好的房间给我。但是我拒绝了。住在这个房间里，窗外看到的是和在朝辉的房间看到的同样的景色。这样的关联，似乎给我的心里带来一点踏实。

❧ ❧ ❧ ❧

住下的前两天，没有什么事。真像住在旅馆里。除了做骨髓穿刺。

骨髓穿刺。传说中可怕的事。

刺痛，不痛。刺痛、不痛。护士在做局部麻醉。

我趴卧在床上，手机里播放着敬拜音乐。我企图让安慰人心的音乐和歌词攫住我所有的注意力。

局部麻醉药是即效的。哒哒哒，有被撞击感却没有痛感，节奏带来不合时宜的奇异舒适感，像在凌厉撕裂的摇滚乐中听到了吻合心脏节律的低音鼓。

"好好地长长地做一个深呼吸……"护士指导我。深呼吸缓解了骨髓被吸走时的抽痛。

"骨髓取好了，现在我要凿一小块骨头下来。"护士说。

"好了！"她轻松地说，把一小瓶红红的看着像血液的骨髓和另一个小瓶中一块碎骨拿给我看。那块碎骨白白的，就像剁骨头的时候溅开的边缘不齐整的骨头渣。

骨髓穿刺要等待 24 小时出结果。住进来的时候，医生只是说很大的可能性是淋性急性白血病（ALL），真正的确认需要骨髓穿刺的结果。

24 小时以后，住院医生走进来，拉了一把椅子，坐在我的对面。

"你的病不是我们之前怀疑的淋性急性白血病，而是另外一种，叫 BPDCN。简单的说，它介乎于淋性和髓性之间，但更接近于髓性。艾伦医生会来跟你谈治疗方案。"医生没有表现出任何情绪，大概已经学会了用不动情感保护自己吧。

BPDCN 的全称是"母细胞性浆细胞样树突细胞肿瘤"，是一种非常罕见的造血系统恶性肿瘤，欧美每年不到 1000 个病例。在二十年前，它甚至没有一个名字。BPDCN 这个命名也是直到 2008 年才被确定下来。

"血液癌症没有分期的概念，因为它会随血液扩散全身。"医生说。

"恶性程度高"、"预后差"、医学统计术语从"治愈率"变成"生存期"……在朝辉的基因检测结果显示 BRAF 突变时，曾经刺痛过我眼睛的那些词，此时再次出现。"90% 的治愈率"不再存在。这个只有声母没有韵母的陌生名称，"'BPDCN'重新把我推回到困境当中。

傍晚时分，艾伦医生带着他的实习医生走进来。这是我第二次见到艾伦医生。内敛的艾伦医生依然将时间使用得很经济。

"因为这种病很罕见，所以没有标准的治疗方案。在前期的诱导化疗，有人用淋性急性白血病的治疗方案，有人用髓性急性白血病的治疗方案。我的计划是这样的，"他走到病床对面的白板上写下来：

"BPDCN

第一步：诱导化疗（7+3），第二步：巩固化疗；第三步：干细胞移植。"

我问道："Car-T 疗法可以用吗？"

"针对你的病，没有 Car-T 疗法。"

"那免疫疗法呢？"

"你第二步巩固化疗用的药其实就是免疫加靶向药。这是刚刚被 FDI 批准专门用于治疗 BPDCN 的药。"

"我们会同时开始为你寻找骨髓捐赠人。"艾伦医生说。

这是入院以后的第三天。

半夜里，护士每四个小时进来一次测量生命体征数据的时候，我已经学会了闭着眼睛半睡。把胳膊伸出来，感觉血压计被绑上。

另一只手的指头摊开，测心率的小夹子轻轻夹上去。半张开嘴，套着一次性塑料膜的温度计被放进嘴里。然后听护士轻手轻脚地离开。他们进来的时候不开灯，只靠着门外的一点光亮。屋里漆黑，没有别的什么打扰。我裹着在家用惯的厚被子，枕着荞麦皮填的枕头。深夜的病房，有与世隔绝的安静。

直到现在，精神才真的算缓和下来。前两天其实一直处于应对紧急情况，肾上腺激素过度分泌的亢奋状态。

当精神缓和下来，才可以静静地、慢慢地，感觉到心。当我全力应付外界事物的时候，心不得舒展，我感觉不到它。除非像现在这样静下来。我体会到中文字的玄机，"忙"则"心亡"。

终于在安静的时候，我的心向我打开了。我朝着空旷寂静开放的深处走进去。

我问："亲爱的天父，在只有你与我的世界里，你在启示什么？你在同我讲什么不与他人说的话？你待我，就如同对待约伯。最终，你成就了约伯的信心。但你在成就我什么？你在成就我的完整吗？是怎样的一个完整？"

我问："Why me?"

自从发现有异常，"一定不是癌"、"怀疑是乳腺癌"、"不是乳腺癌"、"是 90% 治愈率的 ALL"、"是罕见的恶性的没有标准治疗方案的 BPDCN"。反转、反转、反转、反转、再反转。像肥皂剧的编剧为了调动观众的感官不负责任地编故事。当这个反转再次发生的时候，我重新审视了在最初，当我没有任何压力和不适坐在餐厅大桌子前冷静思考做出的选择：不治疗，以最好的状态安排好孩子们的生活，等待不久后在世上的生命安静地体面地结束。现在，我要改变主意走另外一条艰难的路吗？这条路有不可预计的身体不适、无助、完全依赖别人的糟糕情况。这条路可能会延伸到很远的未来，也可能在某一个时刻戛然而止……

求问没有听到神的回答。将我的理性和智慧用到尽头却也没有答案。我的心里失去了平安，且渐渐地焦灼。

凌晨三点的时候，我按响了床边的呼叫按钮："可不可以帮我找心灵关怀师？"

凌晨三点半，执勤夜班的心灵关怀师坐在了我的对面。

炙烤着我的疑问、它们的起源、情感上的波折、理性上的权衡……我毫无保留地向着面前的心灵关怀师倾倒。

在判断得失的理性权衡上，我犹豫不决。在寂静中求问神，我也听不到回答。此时的我实在需要帮助。我急切地倾倒着心里的堆积，期待着从心灵关怀师的专业反馈里，能够得到一个线索，哪怕只是一根稻草。

胖胖的心灵关怀师，不知是因为执勤夜班一宿未睡，还是因为被突然叫醒还没全醒，戴着一张表情空白的脸听着我诉说。凭靠着职业记忆和有意识的努力，她在脸上挤出了同情："哦……啊……"同情和安慰的语调，找到合适时机穿插进来，附和着我的诉说，像看音乐表演和着节奏打拍子。我沉浸在自己激情的诉说当中，突然意识到这一点。

送胖胖的心灵关怀师回去睡觉，我颓然地躺回到病床上，抱起我的大被子。

早晨换班的护士走进来。她打了招呼，走到白板上例行写下日期和今天负责我的医生和护士的名字，转身问："听说，你想放弃治疗？"

"我……还在考虑。这是一个需要做的决定，不是吗？"

上午住院医生来例行问候。他问："听说，你想放弃治疗？"

"我需要一点时间做决定。请给我这个时间，不要催我好吗？"

"你必须尽快让我们知道。我们正在启动订购化疗药的程序。"

医生很专业和中立，不带倾向性，也没有建议，"当然你有绝对的决定权，我们不能强迫你做任何事。"

"这是一个对我很重要的决定。"我认真地看着他说，"请给我一点时间。"

没有人用劝说或者建议给我压力。我很感激医生和护士的专业态度，和他们对病人选择的充分尊重。我的选择将完全出于我的自由意志。

我和朝辉曾一起面对过类似的选择："你是要生命的质量，还是生命的长度？"我在心里焦急地想："选长度呀，选长度呀。"却不敢表露出来。最终朝辉说："我选择长度，为了你和孩子。"

这一次，我独自再次面对选择。

我给抗癌路上的同行者尼克打了电话。

尼克一如既往地支持我的决定，不管我选择什么。

我又给我和朝辉的好朋友布兰德和金姆夫妇打了电话。和他们在电话上聊了很久。

布兰德说："我同意你的想法。你的这些思考都是有效并且合理的。我不会给你什么建议。但是，我们可以向你保证，如果你选择不治疗，我们会做你的后盾。在你死后，帮助安排 Leo 和 Andy，以及所有需要我们做的事。

"虽然我不会给你的决定做任何建议，但是我还是有一个建议：现在不要做任何决定。放下这个问题。你去睡觉，睡到明天。”

这是我后来知道的。不管我做什么选择，尼克都支持我。但是他心里想的却是怎么样能劝我接受治疗。他怕我有这样的逆反心理，越被建议什么，反而越要反其道而行。所以他很小心，但他一夜无眠。

布兰德和金姆没有说出任何有倾向性的建议和他们的意愿。他们提供的帮助直接、切实、可行、有效。

这时候，任何出于朋友好心的劝说，都只能成为我的负担。因为那是出于他个人的意愿，并不真的是穿上我的鞋子。当下我处在一个危急的时刻，因为我的脆弱和负担的沉重，我只能全然自私并且完全真实。我用尽全力护住我的心。朋友怎么想，他们想什么，都没有比"我"来得重要。孟子曰："穷，则独善其身。达，则兼济天下。"

朝辉说，真正的爱是舍己的。包括舍弃自己的意愿。在这样的时刻，我有这些朋友完完全全和我站在一起，给我最深切的关爱和全心全意的保护。他们将我的意愿放在了最高点。他们选择这样做的时候，却将情绪压力完全留给了自己。

人常常会自我骄傲。自我陶醉于"我有智慧、有能力、有成就"当中。可是，无论是多么闪亮多么可以显耀的成就，只不过是有人暗中替你负重前行罢了。一个人哪里有什么可以真正值得骄傲的呢？

这通电话让我感觉我被听见、被认可。虽然没有任何结论，但是我的心情一片疏朗。

"Bye!"我在电话里和他们道别。

布兰德突然说："等等！"他似乎想起来一件重要的事。

沉吟了半晌。

"哦……啊……哦……l"电话的那一端，布兰德发出同情和安慰的调调。

几秒钟以后，我反应过来：他在模仿胖胖的心灵关怀师。

"哈哈哈哈！"我们同时迸出大笑，很久都止不住。笑了好几场才把这个幽默点笑完。

"这将会是我们之间很长时间都在的一个笑点。"布兰德说。

7. 无为而无不为

"道常无为而无不为。"

——《道德经》

晚上 8:30 睡到早晨 6:30。惹得尼克在聊天消息里说："你这觉睡得让人羡慕嫉妒恨。"

夜里 11 点有护工来推我去地下室做 CT 扫描，我很难从深睡中醒过来。半睡着听凭护工和技师摆放我的身体。直到在注射染色剂的时候，五脏六腑突然发热，心慌心跳导致咳嗽，才醒过来。但只一会儿，接下来又睡着了，睡梦中，被推回到病房。

早晨，接班的护士进来的时候，我说："我会接受治疗。"

"是什么让你最后这样决定呢？"金姆问我。

"实际上，我没有做任何决定。"我说。

昨天结束和布兰德、金姆夫妇的电话后，我就没有再想这件事。从一夜香甜的睡眠醒来的时候，我便说："我会接受治疗。"

为什么我没有再思考，便会说出"接受治疗"这样的话呢？

"你知道，我一直都在学习顺服神的功课。"电话里，我对金姆解释说，"如果选择不治疗，这不是一个自然的选择，因为我要用到头脑的努力克服一些阻力。如果用到头脑的努力，那就不能称之为顺服。而如果我不做努力，顺势而为，那自然的结果是接受治疗。"在头脑放弃工作，不再绞尽脑汁考量如何最大化生命价值的时候，一个最直接最简单的答案由心而出。顺服和交托是简单的，最美的。

在亚伯拉罕 75 岁的时候，神应许他将会有一个儿子。妻子撒拉老迈，迟迟生不出孩子，于是亚伯拉罕用属世的智慧帮助神实现应许。他娶了夏甲，生了以实玛利。这种属世智慧的行为，为以后人类的争战埋下祸患。

我听不到神的声音，于是我用我的理性的头脑弥补我听不到的神，这难道不像是以血气生下以实玛利的亚伯拉罕吗？

我以为，要明白人生奥秘在于经历和思想。我读书、学习知识、冥思苦想，相信我可以用我的知识和思想解开心中的迷惑，做出智慧的决定。但可能人的聪明、学识恰恰是智慧的最大敌人。

神无所不在。祂存在于空间，存在于非空间，存在于你，存在于我，存在于一切受造物当中。苦苦寻不得的时候，只需完全放下。

然而，看似不做决定，经历这样一个过程对我却是必要且重要的。如果我主动做出选择，我便会毫无二心坚定不移地走下去。不管结果如何，这是我自己做出来的选择。

不管是承受痛苦，还是意外发生，我都会欣然接受。有自由意志做出的选择，同时便有为自由意志承担的责任。它们是双生的。在治疗过程中，我的主动选择给了我完全接受的态度。在最痛苦的时候，也没有过软弱、退缩、抱怨、后悔。若我只是被动接受，那么我有了责怪的根据地，怪人，怪医生，怪环境，怪神。

"无为而无不为。"老子说。我虽无为，却非不为。我突然悟到老子的智慧，和《圣经》里的智慧是贯通的。老子说的"无为"恰恰正是神教导人的"顺服"。"无不为"是人的努力。它帮助我脱离可能的无益的负面情绪。

听到我的决定后，布兰德讲了一个故事给我：

有一个人不小心掉下了悬崖。在下坠的瞬间，他抓住了悬崖上的一个树枝，面对脚下的万丈深渊，他开始祷告："求上帝救我。"他是一个虔诚的信徒，对上帝有绝对的信心。

有一个骑马的人经过，看到了他，说："让我把你拉上来。"

这个人说："不，不，谢谢你。上帝会救我。"

骑马人说："好吧。"他离开了。

这个人继续祷告。

有一个农夫经过，看到了他，说："别担心，我救你上来。"

这个人说："不，不，谢谢你的好意，我的上帝会救我。"

农夫摇摇头，也离开了。

这时候，他的力气已经快用光了，但是他还是继续祷告："上帝啊，我相信你一定会救我的。"

终于，一个走路的人经过，说："天哪，让我把你拉上来！"

这个人虽然力气已经快用光了，但是还是很有信心地说道："不用，谢谢你。上帝会救我。"

无奈，路人也离开了。

最终，这个人的力气用光了，再也抓不住树枝，掉下悬崖，死了。

到了天堂，见到上帝的时候，他很惊讶，问上帝："为什么我信心的祷告没有得到回应？"

上帝看见他也很惊讶："你怎么会在这里？我派了三个人去救你……"

……

　　窗外，藏在暗影中的树次第明亮起来。原本遮住太阳的山让步了。我将窗帘完全打开，知道不需要过多久，也许就在下一刻，阳光就会穿过大窗户，满满当当地冲进我的屋子。

8. 顺服与交托

他使我躺卧在青草地上，领我在可安歇的水边。

——诗篇 23:2

为了预备化疗，护士在我的右胳膊装了一个通到心脏大血管的输液管，每隔几天要换一次隔离胶布。换药的时候，当消毒剂渗进伤口，有被刺到的尖锐的痛。人的皮肤是一个很大的保护器官，当皮肤被切开有痛感的时候，身体肌肉会自发做出紧张反应，意识也不由自主地集中到那里，本能地抗拒。这是身体的自然保护机制。然而，我的大脑指挥身体说："你被看管得好好的，可以完全放心不担心。"于是身体听话地接受，放松下来。放松也缓解了疼痛。

这让我想起一件往事。Ruby 被抱到家里的时候，她刚满 6 个礼拜，是一个嫩乎乎的拉布拉多小婴狗。像领养孩子一样，我们对她的性情脾气一无所知，一边小心翼翼地伺候，也一边观察她。来到家里过了一些天，她开始在客厅地板上四脚朝天仰躺，一副不顾仪表的赖皮形象。朝辉将这件事当新奇趣事讲给幼犬训练班的老师索菲亚听。索菲亚很高兴地说："这说明它信任你们了。肚皮是狗最脆弱的部位，小狗会本能地自我保护。如果不是绝对信任，它们不会把肚皮露出来。"

我就像那时四脚朝天的小婴狗 Ruby。选择了信任和交托。

在教会小组团建的时候，玩过一个游戏。在游戏中，一个人蒙着眼睛，被同伴带着走路。在起初，即使知道自己绝对安全，难免还是小心翼翼地踏步，不敢和睁着眼睛一样大步流星。但是渐渐地，脚步开始自如，开始自信，开始像睁着眼睛走路一样地大步流星了。我学会了闭着眼睛走路的信任，学会了交托。我喜欢这个游戏。后来有时候在路上走路，我会闭着眼睛让朝辉带我走。朝辉的心思单纯，不会搞突然的恶作剧惊吓我。

信心来自于信任，有了信任才有交托。有了交托，则无需背负。这是一个和顺美丽的因果导向。当意外发生的时候，我无需责怪自我或责怪他人，我无需背负，心中的平安也不会被打破。

我听到有人跟我说："你很坚强"。我说："恰恰相反，我一点都不坚强。和朝辉一起走那段路的时候，我是坚强的。但是现在，有风我就趴下，有苦难我就倒。完完全全交托，不做丝毫抗争。如果你看见坚强，那是从神那里来的。因为我自己彻底交托、顺服，绝不坚强。"

我把我的灵魂交托给上帝，把我的身体交托给医生和护士。所以，我一无所虑。

第二部分

苦难与喜乐

9. 落发

当一个人真正接受了苦难的时候，某种意义上，苦难
便不再是苦难。

——斯科特·派克:《少有人走的路》

针对髓性急性白血病的 7+3 化疗是最残酷的一种化疗。其中
一种化疗药一天 24 小时连续注射 7 天。在最后 3 天，叠加另一
种化疗药，一天 24 小时注射 3 天。

我没有听从社工的建议，加入白血病互助协会与其他病人沟
通治疗经验。我也没有上网了解更多关于 BPDCN 的知识，或其
他病人的化疗情况。朝辉生病的时候，我疯狂地学习。一向词汇
记忆力超级差的我，能把化疗药的长单词全部记下来。我和医生
交流的时候，张口就把药名说出来，让朝辉颇为惊奇。学生物化
学出身的朝辉，都没记住那些长长的化疗药的名字。

我知道学习知识不容易。但是如果学到了知识，将它们忘记
却更加难。用墨水在纸上写字，总比擦去要容易得太多，且几乎
不可逆。在治疗方案和身体经历上，我选择不知，接受在我的面
前是一条任何情况都可能发生的全新的路。信息可能会让我心里
有揣测期待而带来不安情绪。我主动选择不知，只是简单接受。
当下是一个危机时刻，我需要收集我所有的力量，守护我的心。

不欣喜，不悲哀，不期待，也无不安。保守我的心，是当下最重要、我最当关注的事。

医治结束以后，我读到一本书：血液科医生 Sekere 写的《When Blood Breaks Down》。他描写了三个白血病人的医治过程。从这本书里，我了解到接受 7+3 的髓性急性白血病的化疗，死亡概率为 10-15%。接受这样的治疗，相当于用 10-15% 的死亡风险换取 10-15% 的治愈希望。因为 BPDNC 的罕见，关于生存率的统计很少。一篇 BPDCN 治疗的论文报告中，接受同种化疗方案的 BPDCN 病人，生存率曲线形若断崖。第 19 个月，生存率落到地面。死寂的零[4]。样本小，个体偏差，其实这样的统计数字对于我并无任何意义。可是理性上完全理解这些数字的毫无意义，能够保证情绪上的坦然镇静，不被干扰吗？我不相信自己，我需要刻意保护自己，不让过多的信息带给我隐隐的焦虑不安。我的心灵仿佛在一条细细的平衡线上努力保持稳当。如不刻意保护，我会跌倒。

化疗安排在下午两点钟。打化疗药，比普通输液要郑重许多。两个护士身穿化疗隔离服。所有设置完毕的时候，一个人念计算机里的号码，一个人念袋子上的号码，我自己念手环上的号码。三者之间互相印证，将打错药的机会降到最低。

化疗到第三天的时候，我做了脊髓穿刺。从前在文章里看到

---

4. Livio Pagano, etc., Blastic plasmacytoid dendritic cell neoplasm with leukemic presentation: an Italian multicenter study, Haematologica, Vol. 98 No. 2 (2013): February, 2013

过白血病人接受脊髓穿刺的描述：脊柱弓成一个大虾，一动也不能动，并且不能打麻药。这是一个很让人紧张害怕的手术。我想，不管怎样，我选择心无顾虑地交托。这样一来，我就不用靠获得的一点点信息堆起来假想而制造心理紧张。

取脊髓液之前，做手术的护理医师问我愿不愿意为科研捐献脊髓，并解释这对于我个人的治疗并没有任何好处，但是可以帮助到后来的病人。我想都不想，在所有的文件上签了字。我的病是罕见的。如果不是前面的人做贡献，我哪里有机会用上基于经验的药物？有能够做贡献的机会，我只能感恩。

床被升到最高。床边的桌子也被升到很高。桌子上垫两个枕头，桌子前面放一把椅子。我把脚搁在椅子上，身体弓成虾米。埋下头之前，我看见窗外明亮的阳光，整个树林沐浴在阳光里。耳边是陪伴我的敬拜音乐。

照看我的护士安妮说："抽脊髓的过程一般是凭运气，运气好一针就找对缝隙进到脊髓里，运气不好就会扎到骨头。"

一圈一圈，背后凉凉的，在消毒。一圈一圈，再凉凉的，还在消毒。针头进去了，碰到骨头，出来。再进去，碰到骨头，出来。一遍又一遍重复。护理医师柔软的不那么自信的手指隔着皮肤在我的骨缝上摸索。我似乎能看见到她的额头因为紧张渗出的汗。大约有一刻钟，她自己觉得折腾够了，换上了旁观的经验丰富的护理医师玛丽亲自上阵。她换了一个地方，重新一圈一圈消毒。还没等我有任何感觉，她说："好了，现在等脊髓液自己滴进瓶子里。"她的声音很放松。

"你的脊髓液真漂亮！"玛丽夸赞道。我让她给我看一眼。在小玻璃管里，装着清清亮亮的液体，果然很漂亮。

　　取完脊髓，往脊髓内注射了化疗药。因为血脑屏障，血液的化疗药进不到脑部，所以从脊髓注射化疗药，这样可以直接入脑。可能是因为这样，我的脑袋从此变成了化疗脑袋，昏昏沉沉，总像与现实脱节，明明知道面前看到的是真实景象，却似相隔遥远，在另一个世界。后来我长时间失去了脑力，也失去了原来从生活经验得来的智慧。

　　"求神除去我的聪明和智慧"，我曾经跟神这样求。

　　原来，凡我所求的，神都给了。

　　取脊髓前后总共做了五次。

　　玛丽告诉我说：抽脊髓和抽骨髓的操作，护士没有资格做，只有护理医师才可以。护理医师抽脊髓的技术并不是在学校学的，而是在职训练的。如果有全麻的病人取脊髓，那就是新手练习的最好机会。但是全麻取脊髓的病人不多，所以她们也用像我这样的人训练新手。

　　除了第二次是玛丽一个人来，一针到位，其余几次都是两个护理医师同来，先给新手 15 分钟的练习。有一次，新手扎了很多次，老护理医师在一旁说："你的针要往上斜着进去……"还是没有进去。老护理医师说："你别动，把针留在那里。"老护理医师上手，推了一下："进去了。你其实找对了地方，就差最后使一点劲。"

　　我老老实实地趴着，听凭针进针出。我安慰新手说："我没事，我很好。"

　　出院后有一次在诊所抽骨髓，原本需要 10 毫升，他们抽了30 毫升。本来用电钻只需要打一个洞，他们钻了三次打了三个洞。和我相熟的护士琳达很心疼我，护理医师走后，她跟我嘀咕说："他们取的比你自己需要的还多！你可以说'不'的！"

我说："要是他们用得着，抽吧。要不是前面人的捐献，我可能也无药可用。"

临死之人想的是什么？是我和活着的物理世界的关联。只有当我有生命的时候才和这个世界之间发生关联。只与"我"相关的，"我"觉得无比重要的，比如执着的梦想，曾经灿烂的人生，快乐与悲伤……随着我的死，它们将全部消散。

我来此一生的目的和意义，如果只归结到自我，只专注于寻找与绽放自我，那么它的目的地只有死亡。

在人类堕落以先，人的关系是一个和谐的存在。人和神之间，人和人之间，人和世界之间是开放的，不设防的。亚当和夏娃赤裸，并不感觉羞耻。因为人的关系是向外延展的。但是，自从犯了罪，人的关系从向外的延展，变成了关注自我。亚当夏娃之间互相指责，猜忌，他们找无花果遮蔽身体，他们开始关心自己超过关心外部。人若想重新回到最初被造之时神的形象，需要转向开放的关系。如果面对的只是自身，必定指向一个无出路的死循环，指向死亡。

如果我能用残缺的泥土做的肉身，对这个世界有一点儿作用，这是我的机会和恩典。无关乎一个人道德品质的高尚与否，这是生命最朴素的内在诉求。

我央求护士将我的头发剃光。

"你可以等等，头发不会这么快掉的。化疗开始 10 天以后才会掉。"护士说。

"早早剃了洗澡方便。"我笑着说。

朱莉和苏珊一起来帮我剃头。她们俩笑称自己是资深理发师。这个楼层常常会有病人需要剃光头，于是她们在岗实践，被培训成光头理发师。

把我安置在镜子面前，用床单将我包裹好，苏珊体贴地问我："你想把镜子遮起来还是想看着这个过程？"她的语调有种深切的同情。朱莉在一旁加上解释："有人选择把镜子遮起来，有人选择看着这个过程。"

我这才意识到，因化疗的剃发对很多人而言，是一个有象征意义的仪式。相貌上的变化好像一个看得见的标签：从此我是一个病人，一个癌症患者。

在朝辉第一次化疗前，我和他一起剃了光头。

剃光头很容易，拿一把推刀随意在头顶推。从镜子中看着剃刀行走的痕迹，像割草机推草坪的时候留下整齐的一道，心中竟有种"风萧萧兮易水寒"的悲怆和决绝。破釜沉舟的告白、对自己的怜悯、对命运不屈服的抗争，这些复杂的情绪，编织在最终的决心和意志力中，从裸露的白色头皮反射出来，夹杂在飘落的健康的黑发里。

然而我现在早没了那些复杂的情绪。剃光头就是剃光头。我心里想的是：迟早要掉光，早早没了头发洗澡会更省事。我没有心绪上的波动。

我笑笑，说："无所谓，反正我不戴眼镜什么都看不到。"

我想，是我对待苦难的态度变了。

　　年轻的朱莉和苏珊正热情地爱着世界，在意着自己的美貌。她们用简单纯粹的善良表达对我的真切同情。

　　我可以想象，我的生活在平顺健康中的朋友们，当他们知晓我生病的消息，一定会自然地对我表达他们的同情和安慰。可是同情和安慰却是此时的我努力要屏蔽和逃离的。

　　我的妈妈讲小时候她怎么逗我玩。她看着我，开始皱起嘴巴，假装很委屈的样子，抽着鼻子说："俺孩子委屈，俺孩子真委屈……"她这样说着说着，我慢慢地也开始皱嘴巴，眼睛开始蓄泪水，果真就"哇"地大哭起来，实际上什么事情都没有发生！

　　此时的我，不自怜，当然也不需要同情。我不认为我的处境很惨，反而正在经历喜乐与神的恩典。但是如果此时的我说："我正在经历喜乐。"生活在平顺中的人，有几个人能真正从心底理解和赞同呢？人的同情心都是基于各自的同理心。人的认同感和被触动也是基于各自的生活际遇与认知，是自身的接受和理解向外部的折射。衣食无忧的人同情有人吃不饱饭，和平社会的人同情有人在战争中流离失所，健康的人同情有人身患绝症……但是，当有人抱怨私立学校学费太过昂贵，那些连公立学校学费都付不起的人如何去同情？有人抱怨自己的房子太小，那些只租得起公寓居住的人如何去同情？站在苦难的经历不对等的认知平台上，我很难打消别人对我的状况自然产生的同情。

　　虽然我认为当下的我在精神世界极其富有，但来自别人的同情，如同对我的试探，我担心人的同情心会将我推到一个自怜的境地，就如同襁褓时期的我，被妈妈逗哭。

　　我不介意有人同情我剃光头，因为我真的不在乎我光头与否。

但如果有人不停地提醒我："你是错的，你正在经历的，是苦难，是值得同情的，绝对不是幸福。"我有足够的自信我能一直保持住平静的心吗？我的认知会不会因为得不到合适的回应和肯定而被销毁？

即使我的喜乐是真实，我没有信心能够抵挡一次又一次的试炼。人心是最不可靠的。因为这个原因，我选择了孤独地走这一段旅程。这是我的自我保护。

当真正接受了苦难的时候，某种意义上，苦难便不再是苦难。同样的，当不接受当下的幸福的时候，幸福也不是幸福。

什么是幸福呢？我的身边有许多应该是幸福的家庭，一家人健康平安，夫妻好好工作，孩子好好成长，但是我常常看到他们充满了焦虑，并不感觉到幸福。

每个人都想得到幸福，但究竟什么是幸福呢？有人从观察中得出：幸福是与人相比而产生的。一个人日子过得挺滋润的，比周围的人都有钱，幸福感油然而生。如果周围人都比他有钱，就不觉得自己幸福。有人说，幸福是在追求的过程中。想要得到一个理想职位。职位到手以后，高兴了一段时间，然后就变成了理所当然的拥有，不再提供幸福的价值。要继续追求别的目标，从中得到幸福。

有一次，好朋友金珩疑问道："当你觉得生活美好的时候，它就是挺美好的。那么，是因为它本来就很美好才让你觉得美好，还是你觉得美好它才变得美好？"

生活的幸福与否，或许，在人脑中的镜像超过了生活的真实。

苦难也是同样，只是比日常的琐碎生活更加剧烈，也更得到人们的普遍共识，认定某种生活和状态是苦难。但对于个人的感觉而言，我想，它无非是人脑中的镜像。

10. 黄昏和黎明

"黄昏和黎明，牵引着战车。金色的骏马一直明亮。"

——吉米的歌曲:《黄昏和黎明》

我接待了第一个探访者，吉米。

一个清瘦的稀疏白发的老人出现在门口。他的左手推着一把有转轮脚的椅子，右手抱着一只样子很奇怪的上了年头的木琴。"你想听点音乐吗？"他问。

我很惊讶但是很欢喜，说："当然！"

他推着椅子进来，坐到了我的对面："你想听什么歌？"

"我也不知道。你能替我选一首吗？"

"那我给你唱一首《黄昏和黎明》，这是我最近写的歌。"

琴弦拨拉着，弹出"叮叮咚咚"一个一个暗哑的木质的音符。音符连成了旋律。和着旋律，老人和老木琴一样暗哑低沉的声音吟唱起来：

海崖的熔岩，破碎的页岩，融化归向大海

西风吹，吹得岸边的每一棵树都弯向东方

向日葵又高又亮，迎着赫利俄斯的战车在天空中滑行的

光芒

马牵着战车，黄昏和黎明，金色的骏马一直明亮

夏日的天空西沉，赫利俄斯的战车拉着太阳

鬃毛闪耀，照亮我们的道路，直到这一天结束

向日葵又高又亮，迎着赫利俄斯的战车在天空中滑行的

光芒

马牵着战车，黄昏和黎明，炽盛的骏马总是明亮

西风猛烈呼啸，树叶与华盖连为一体

如同一个人成长为真实，它如此笔直，任何园丁都做不到

向日葵又高又亮，迎着光赫利俄斯的战车划过天空

黄昏和黎明牵引着战车，金色的骏马一直明亮

向日葵又高又亮，迎着光赫利俄斯的战车划过天空

黄昏和黎明牵引着战车。金色的骏马一直明亮

老人的声音结束了，木琴叮叮咚咚的旋律继续着，直到最后的一个音符在空气中颤抖着，慢慢消散……

吉米抬起头，慢慢说道："这首歌的创作取自于希腊太阳神赫利俄斯的神话故事。实际上，希腊太阳神赫利俄斯的战车，是由四匹马拉动：皮罗伊斯（Pyrois）、厄俄斯（Eos）、埃森（Aethon）和弗莱贡（Phlegon）。我把四匹马改成两匹马。这两匹马的名字分别叫"黄昏"和"黎明"。我们人就像向日葵，本身有向光性。但有些时候，我们却不想转向光。这个时候，希望《黄昏与黎明》能带给我们鼓励……"

吉米是志愿者，在每个星期四来这里的每一个病房探访。他只来 12 层。

UCSF 医院大楼的 12 层最为特殊，它配备特有的空调通风系统，供给的新风经严格消毒过滤，整个楼层采用正压控制，保证

其他区域的空气不会进入这里。表面看似与其他楼层没有什么不同，但其实是类似完全封闭的无菌空间。这里收治的病人都是在治疗期间免疫系统将受到极大损伤或者被完全摧毁。骨髓干细胞移植也在这个楼层的病房里进行。

可以想象，因为病情的严峻、前途不可测、身体经受的考验等等，住在这一层的，可能常常有不想转向光的人。

十二楼总共 26 个病房。病房区呈 U 型。U 型的两个出口用于进出交通，采用类似太空舱的双层门控制隔绝空气，U 型的走道两边是病房，病人被鼓励在走道上走路锻炼。我会遇见其他的病人或者家属，但是每个人都沉浸在应对自己的挑战中，几乎没有人有交流的愿望。医生休息室的隔壁住着一个 35 岁的年轻人。他从没出过病房。走路的时候，他的房间刚好有医生来开门，我瞥过一眼。年轻人把一面的墙壁当成投影屏幕。他在床上对着巨大的屏幕打游戏。他的爸爸妈妈是中国人，相互搀扶着，每天买中餐各种外卖在家庭休息室吃。但我从没有见过他的儿子。

我见过另外一个妈妈，三十几岁的儿子在住院，自从她来到医院就没有离开过。儿子也没有出过病房。

有一个老人，在妻子的劝说下，出门走了一圈，又回去了。虽然医生和护士一直鼓励，但是走路的病人并不太多。

"CODE BLUE, CODE BLUE （代码蓝色、代码蓝色）……"的声音时常会响起。来源常常是重症监护室或者 12 层。有一次，我走路的时候见到所有的护士，围在一个病房门口。像蓝色一样冷的声音"代码蓝色，代码蓝色……"在空中回荡。代码蓝色代表着电梯被锁定只用于抢救，保证无障碍通道。

"没有抢救过来。"后来我从护士那里得知。病人摔倒了，他的血小板只有 6。

　　住院期间的每一个星期四，我都会看到吉米。他推着椅子，抱着老旧的堪萨斯木琴，出现在门口。这简直成了我每个星期四的期待。

11. 负空间

> "要把生活逼到绝处，简单，再简单。"
>
> ——亨利·梭罗：《瓦尔登湖》

有一段时期，我在社区大学修绘画基础课。其中的一堂课，老师带着我们做负空间的绘画练习。在我们眼睛习惯看见的世界里，进入眼睛和大脑的，通常都是正空间，也就是空间中的物品：杯子、椅子、果盘、花瓣……我们的大脑很少主动注意到这些物质之间的空间，我们称之为"负空间"。做负空间的画画练习，让我主动意识到负空间的存在。而正是这些负空间的存在，突出了正空间的主体。

中国画中，总有大量的留白。留白，衬托出山的空灵和寂静，有了留白，方有意境。

日本传统美学中的侘寂，也运用了很多空白。

然而，在现代人的世界，空白的美常常被遗忘。我们的时间被事情填满，在"忙"中生活，仿佛"忙"才是正当的每一天的日常。当"忙"成为习惯，空白让人感觉不适，于是人娱乐、社交、旅游、聚会……似乎只有用另一些事情将空白填满，心才踏实。

空白其实有着极为重要的意义。只有当生活消退成负空间的时候，心才有舒展的空间。在舒展与空旷的时候，清晨的鸟叫、午后苍蝇的"嗡嗡嗡"、池塘里"咕嘟"一声大鱼在水面摆了一下尾，这些声音就入了心，在心里拉起奇妙的衔接。那些藏在心里最深处的感、悟、思，当生活被丰富的内容充满的时候被沉压在底层，在这个时候方有空间舒展，进了脑，成了想法，形成连贯的表达。这样的表达至关重要，因为它真实、可靠，是现实生活中的重要指引。

住在医院，没有了日常琐碎的干扰，经历身体对药物的反应和感觉变化成了生活中唯一的日程。医院的日子成了我的负空间。长长的一个月，我像是老鼠掉进了米缸里。

我躲在米缸里背希伯来语单词、写作业、读书、写字、冥想。生活的全部内容缩减到我带来的箱子。极单纯和干净。

住久了，和几个护士熟悉起来。安妮第一次来到我房间的时候，她眼睛瞪得大大的，略带夸张的欣喜，说："我们穿一样的鞋，我们同一天生日！"护士几乎每天都换，我又脸盲，每次看到天蓝色的和我一样的鞋子，我判断她是安妮。因此很快和安妮相熟。后来搬到楼下的病房的时候，安妮换班去楼下。见到我，她高兴地说："记得我吗？我们同一天生日，穿一样的鞋！"

我跟安妮说："我觉得我好像很喜欢住在医院里，因为没有干扰。"

安妮说："很高兴你这么感觉。可惜的是，住在这里的大多数病人都习惯了生活中的被干扰。医院里没有干扰的日子，他们不适应。"

然而，不久我便意识到：享受这样的米缸也需要付出努力——自我约束力。

自然属性上，我是一个自我约束力超级差的人。随心所欲让我常常迸出灵感，生活中也常常有激情和动力去做一些新鲜的事，这些新鲜的事让生活有趣，不枯燥。朝辉和我完全不同，他的自我约束力超强，他可以有规律地每一天过同样的日子，重复同样的事情，却不会觉得乏味和沉闷。他很欣赏我有各种新鲜主意，我却抱怨他的不变。但是后来抱怨变成了欣赏。因为他的稳定给我安全感，随心飘忽的我需要这样一成不变的稳定感。我的许多新鲜主意只靠着三分钟热度常常虎头蛇尾，而他的稳定让这些主意长久地坚持下来，得以实现。

曾经嘲笑过你的地方，现在我却想成为这个样子。成为你，形散而神合。

病房里没有时间表。如果不主动，听凭身体躺平，任着自己懒，完全是可以的。该吃饭了，有人把饭送到小桌子上摆好，并且把小桌子架到床的中间。按一个按钮，人就被托着坐起来吃饭。吃完按下按钮，人被托着慢慢放平躺下。每天有人打扫卫生，有人收垃圾，有人整理床。每天自己必须做的事好像只有一件，也是我觉得最痛苦的事：洗澡。

洗澡让我感觉痛苦是因为程序繁琐。输液管从上臂进入的交口处，贴上防水的胶布。拉着输液大转轮进到淋浴，还得很小心防水贴没那么结实。用专用的浴液洗完，还需要做一遍全身消毒。换上新的病号服。我进淋浴的时候，护士把床单全部换一遍。之后再帮我换淋过水的输液管接头。大臂上输液管进入的附近再一次消毒。

这样复杂的程序，每天要重复一遍。

但是也可以选择不洗，躺在床上让护士用加热过的洗浴纸帮你舒服地擦洗。我一直没有这样做。

住院几天以后，护士戴瑞克早晨接班的时候，例常问我身体有什么变化。我抱怨说："我发现我失去了坐起来的能力。"

他紧张起来："怎么回事？"

我说："这个按钮太好用了，我都不会自己坐起来了。"

他笑了。

白天连着黑夜，黑夜连着白天，日子没有节点。新鲜的日子过了几天以后，渐渐的，随心做事的我缺失了天然驱动力，也失去了思考的原动力。我茫然了。日子从清晰的脉络糊涂成一片什么都看不清的涂鸦。

我意识到有两种东西在控制我的生活。

一种是情绪。我有时心烦意乱浮浅又焦躁，有时又陷入不知从何而来的深深的悲伤。我不能控制它。有的时候，做一些事情，比如叠被子，喝咖啡，听歌，甚至做一次深呼吸，就会发现情绪转换了。它就像一只藏起来的小兽，需要被安抚。但我有的时候没有线索摸索不到它的喜好，不知怎么哄它。我知道我不能忤逆它或不理它，否则它会发作。

另一种是自然惯式的惰性和任性，它是完全可控的。比如沉溺在追仙侠剧中，明明知道我已经得到足够我需要的休息了，再看下去脑袋昏沉，时间跑掉，人也消沉，没有任何益处，但偏偏一集一集追下去。接下来我会感觉像被打败了一样糟糕。但是如果我克服了，就会有成就感般的胜利。

我认识到如果要安抚藏在我里面的情绪小兽，并且不被我的惰性和任性摆布，我需要自律。没有节点的日子，我要主动制造节点。于是，我给自己划了一个松散的时间表，并且每天遵循。

很快，我养成了一个很舒服的生活规律：早晨叠被子，整理我的物品，拉开窗帘。太阳刚刚从远山升起，阳光还没临到我的窗子。林子也还在山的暗影里。我每天这个时候，都会念一句："每早晨，这都是新的。"[5] 很喜欢这句经文。诗样的美，在清晨的这个瞬间，走进心里。

然后，我出门走路。走路，就是沿着病房的走廊，一圈儿一圈儿地转。走路的时候，我推着转轮，转轮上面挂着大小不一的袋子，正往血管里滴灌着各种伤害或帮助身体的药物。最多的时候，我的袋子挂了满当当的两排，骄傲地悬在空中，像丐帮最高级别的长老。

走大约三、四十分钟，饭送来了，我回家吃饭。吃完饭，端着咖啡去咖啡屋（其实是家庭休息室），在那里戴着耳机，听着音乐或写日记或学习功课。咖啡屋里的阳光特别好，有两面的窗户，太阳到那里的时间比到我的房间早。

午饭后，睡个长长的午觉，然后去健身房（其实也是家庭休息室）蹬自行车、做深蹲，或者再走走路，做完这些，回来吃晚饭，舒服地读读书或者娱乐休息（也就是看仙侠剧或电影）。

自律的效果立竿见影。付出自我约束的代价，我得到了积极生活的自由。

不受外界干扰的我，拥有着这样奢侈的负空间，拥有着完全支配时间的自由。在时间的自由里，我经历了失去、完整、死亡、成长。

---

5. 耶利米哀歌3:23。

12. 同路人

> "我们在一切患难中，他就安慰我们，叫我们能用神
> 所赐的安慰去安慰那遭各样患难的人。"

——《哥林多后书》1:4

在咖啡屋带着耳机学习的时候，我遇见了伊娃。

她走进房间的时候，似乎并没有一个目标要做什么，而只是在找一个空间逃避什么。她在窗边的沙发坐下来垂泪。但似乎心中的焦虑让她无法安静，她换到靠着墙壁的椅子。满脸的忧愁和呆滞像饱和的云朵，一碰就会落雨。

我默默地观察了一会儿，拿掉了耳机。我开口的问候，仿佛是伸向她的一棵稻草。她急切地将其接住。在很短的时间内，她告诉我：他的先生罗希特住在这里。开始以为得了普通感冒，但是一直低烧，两个月都没有好。最终确诊为急性髓性白血病。他比我晚一天进医院。夫妻俩都在软件行业。他们都比我小 10 岁。罗希特的父母在印度，正在安排旅行来美国。

"我家里还有个女儿，18 个月大。"

显然，她正处在突然掉入深渊的惊慌中。她让我联想到刚刚被抓进笼子里的鸟，因为找不到逃走的办法和方向，惊恐而徒劳地拍打着翅膀。在她的言语之下，我听到的是："我的境遇是如此的困难，我比谁都更困难，更不幸。"

我只是听着。也许这就是"同行"最大的意义。原来，我不是唯独的最不幸的那一个，同一条路上，我还有同行者。同行带来陪伴、安慰、和勇气。

"他原本是一个外向的人。但是他突然不讲话了。也不和我讲话。总是对我生气，好像很厌烦我，对我怎么都不满意。

"我一心只是对他好。我将女儿留在家里在医院里陪他。可是他却不知道我对他的好。他不讲话，我要怎么做才能让他了解，我是真的爱他？"伊娃抹着眼泪。

我问："你是真的爱他吗？"

"是的。"

"那你不用特别做什么。你不需要想这个问题，他知道。"

"真的吗？"伊娃疑惑地问。但是下一刻，她懂了。她的眼睛亮了。

"我现在每天都在医院。女儿白天上幼儿园，晚上只能我爸妈照顾。我发现这几天，女儿和我不亲了，甚至避着我。

"先生天天躺在床上。我劝他要下床走走路，可是我推不动，他很厌烦我。我怎么办？我为了陪他过夜，都不能陪女儿。他却不明白。我该怎么办？"

伊娃恳切地看着我。

"你需要把你和你先生的决定、做法和反应剥离开，尊重他。如果他不走路，不是因为你没有足够地推他。那不是你的错。"

有些病人在生病后，潜意识里利用身体的软弱控制妻子和孩子。但是，我想，罗希特的情况应该不是这样。

伊娃说，罗希特平常把全部心思都放在工作中。我想，这样的人应该在职业上有雄心和追求。如果雄心突然倒塌，意外像汹涌的浪涛在瞬间将他淹没。消化这样巨大的冲击是需要时间的。也许，他需要独处的时间。

"伊娃，我建议你回家陪女儿。"

"18 个月大的婴孩，在需要妈妈的时候妈妈却不在，她的世界突然发生了巨大的变化，于是她得出了一个应对方式：冷落她的妈妈。婴幼儿没有足够的清晰表达情绪的能力，在需要的时候却没有得到爱的回应。在我们看不见的地方，不知道未来会留下怎样的创伤。

"你不需要宠坏你的先生。他在这里很安全，有护士完全照管。我就是一个很好的现身说法，不需要家人的陪护完全是可以的。从另外一个角度，这样的打击对你的先生是巨大的，他需要时间消化。他可能需要独处的时间。你暂时离开，是更深沉的爱，是成全对方的爱。爱是懂得分离。"

伊娃认真地听我说，她在思考。

"你可以考虑给自己找一个心理治疗师。你得照顾好自己。"我建议她。

"我不需要心理治疗师，我只要来跟你讲话就好。"伊娃的神情开始舒展，初见时候的忧愁似乎开始散开，"我也要带我的先生和你谈一谈。"

几天以后，在妻子的搀扶下，罗希特艰难地走到了家庭室，在沙发上坐下来。他戴着口罩和塑料面罩，防护得极小心和严密。在沙发上坐着，他往前弓着身子，低着头，像躲在一个看不见的壳里，透露出被折磨得了无生气的颓废。大概是被妻子迫来的，甚至抬一下头的努力都不肯。

相比之下，比他的病情应该更为严峻的我，坐在咖啡桌前，喝着一杯咖啡，拿着课本和笔记本在学习。因为 7 天的化疗刚刚结束，我没有随身推着输液大转轮。

面对着包裹严密的壳，我只好小心寒暄，问："你感觉怎么样？"

没过几分钟，他不耐烦地说："我要回去。"

伊娃愁眉苦脸地对着我苦笑了一下，扶着他，艰难地起身离开。

傍晚，伊娃过来告诉我，罗希特出了门以后，问她："你确信她是一个病人？"

伊娃连忙辩护说："是。你看她穿着病号服。"

罗希特不可置信地说了一句："How?（怎么可能？）"

我不能否认在那一刻心里冒出来的得意。并在此后为这一刻的得意，在心里自责和忏悔。

我为自己在瞬间产生的优越感悔恨不已。我想用我自己作为一个例子，一个同行者，给他增加力量，但是，是不是我的太"励志"的形象，反而成了他的负担？有时候，正面的榜样力量能带动人进步，但是更多的时候，榜样的力量恰恰是相反的力量。就像有的妈妈教育孩子说："你看邻居的小明，人家年年功课第一。"不可能功课第一的孩子，从这样的榜样往往吸取到的只是打击和放弃。反而看到另一家邻居小刚，明明不如自己却也进了球队，心想"如果是我肯定也可以。"从不如自己的对照中，可能会产生更强的动力。

帮助别人是出于我，为了我心中"要帮助人"的野心和愿景，还是真正的把自己放到对方的位置，全然为对方考虑，没有自我在其中？在表面所做的事看不出的区别，在一个人的灵性世界却是天地之别。一个人可以从错误的出发点做对的事情，神并不喜悦。

我为此忐忑不安。

　　在 12 层，我遇见的病人或者家属，要么神色淡漠，要么是一望而知的愁苦。我很感谢神给我一路预备，让我此时能有一个松弛的心境。我很想把这样的心境传染给别人，但是我知道，每一个人都有自己的心路要走。我并不能带给别人太多影响，顶多能在他的路上留下一个背影。

　　出院以后，我在诊所又一次见到了罗希特。他背着一个双肩包，由他的表兄陪着，一副意气风发的年轻人模样。看见我，他非常高兴，热情地和我互相问候交谈，直到护士喊他。我之前忐忑的心才放下来。

　　再后来，我去伊娃家里，和她的小女儿玩耍。伊娃说："我从你们两个人身上都看到了同样的积极的力量。"听到这句话，我极为开心。直到现在，我一直和伊娃、罗希特保持着联系。我们成了朋友。

13. 意外访客

最深最黑的夜里，知道你也在。于是我们紧紧抓住
彼此的手，手上传来温度和力量，心得了安慰。

冬火和巩晖夫妇与我素未谋面。

苦难的路，世人走了一遍又一遍。当朝辉独自前去终点的时候，我停下来，回头看见曾经的我们——冬火和巩晖刚刚走到了我们的来时路上。

多数时候我和巩晖通过电话交流。我给巩晖讲我们的过去，医疗上、看顾上、心路上的一些经验，也许她将会经历同样的风光。巩晖讲给我她正在经历的事情，于她而言陌生的体验，是我的曾经。我们的路相同，又不同。手中的指北针同样定定地指向神的方向。是双手紧紧抓住的神，紧紧地链接了我们。寥寥无人的路上，我们给了对方一个紧紧的拥抱。

冬火得的是晚期胰腺癌。此时正在巴尔的摩约翰霍普金斯癌症中心接受治疗。巩晖短暂地回到他们在关岛的家中处理事情，现在正准备返回巴尔的摩陪冬火。

得知我生病的消息，巩晖跳出一个主意："去旧金山看曲艺。"

冬火毫不犹豫地支持说："你应该去！"

"只要你说好，我去看你。"她在电话上急切地问我。

我们做了有趣的角色置换。从前，我和巩晖同为照料者。后

来我换了角色成了冬火的同路人。巩晖想要短暂地从冬火的照料者转为我的照料者。

巩晖临时将她的机票改成中途落地旧金山，停留一天。

提前几天，我便向护士要了一张可以睡觉的沙发床，放在窗户边儿。护士似乎特别为我高兴，因为我终于有了第一个探访者。在窗边添了沙发床的拥挤，带给我些许期待和温暖。

巩晖的主意来得突如其来，执行时候的波折和困难却是她事先没预料到的。当她出现在我的病房里的时候，似乎还惊魂未定，但看到我的瞬间，安心下来。她绘声绘色地讲述她刚刚遭遇的一路惊险和波折：

"我把机票改成从关岛经夏威夷转机去旧金山。到了机场才被通知，因为太平洋风暴，飞往夏威夷的飞机取消了。我去柜台临时改票飞去日本转机。

"登上了去日本的飞机，风暴同时到了。风向风速开始不断转换加大，飞机迟迟不出发，一等再等，一等就是一个小时，机长在广播里说若能等到风暴旋转云层中一个短暂的小窗口，若能冲出去，就飞日本，冲不出去就只能折回取消这班飞行。我从原来急切为要飞离关岛祷告中慢慢转化将主权交给神，心跟着静了下来。

又过了近半小时后，飞机呼啸着，冲出了云层。

"然而这样一来，本来就不长的日本转机旧金山航班时间缩短成仅 20 分钟。用短短的 20 分钟，我恰好赶上了旧金山的航班。

"到了旧金山机场，入关。接下来，怎么安排去医院？到哪里寄存行李？还要换衣服、做全身消毒、做新冠测试……从前都有冬火，我从没有自己料理过这样复杂的情况。我守着行李，呆坐了整整一个小时……"

我听着巩晖的描述，感同身受一路的惊险和不易。

"原来，我还是一个有用的人！"处理过这些事，最后出现在我的房间里，巩晖恍然大悟。

我们像认识多年的好友，相谈甚欢。

我们有太多局外人不懂的相互懂得。

比如，被关心。

"在离开关岛的时候，一位爱心满满的教会好姐妹嘱咐我说：'巩晖呀，你要让冬火开心。他不开心的时候你也要逗他开心哦。'"巩晖脸上露出无可奈何的苦笑，"我也想呀……"

在面对生活的严峻，这样的善意嘱咐，像空中楼阁一样脱离现实且可笑。非但没有任何安慰，反而变成负担和烦恼。大家都将关注点放在生病的人身上，对照料人，往往没有足够的支持和关注。 在各样压力下精神几近崩溃的时候，照料者还能再多承担一颗稻草吗？

我也被人嘱咐过。所以我懂。太懂了。

有关心我和朝辉的姐妹，善意地用她的经验告诉我："你应该这样这样……你应该那样那样……"我在被这样善意地关心着的时候，心里一直在试图磊起一堵墙，屏蔽掉这些声音。一边心里恶毒地想："我唯一应该做的事是杀了我自己。"那时候的我，已经用尽了我的全部力气。

我的好朋友，做儿童心理治疗师的麦吉给我讲过一个六岁的小女孩辛迪的治疗故事。辛迪的妈妈是单亲母亲，吸毒。辛迪三岁的时候曾在暴风雨的天气被独自留在家里。对六岁的小女孩心理治疗最好的方式是玩游戏，情景表演。麦吉假装她是大风大雨。"呼啦啦——呼啦啦——"风吹过来，又吹过去。辛迪表演一个三岁的小女孩，一个人被留在了暴风雨里。

"怎么办呢？我们找一个人来帮帮她好不好？"麦吉问。

"不要！"辛迪一直很配合地做表演，只有在说"不要"的时候特别坚决。她又很喜欢这个表演，让大风一直一直地刮，她一直一直地在风里瑟瑟发抖。

麦吉明白了，辛迪想让麦吉跟她在一起，让麦吉能体会到她。她不想让人来帮忙，只是想有人来感受她和理解她。

麦吉说："小孩子不会假装，不会掩饰，她是我在心理治疗的路上最好的老师。"

也许，筋疲力尽的作为照顾者的我们，和那个六岁的小女孩一样，不需要帮助，不需要安慰，不需要忠告，需要的只是有人和我们一起感受。

《哥林多后书》1:4 说，"我们在一切患难中，他就安慰我们，叫我们能用神所赐的安慰去安慰那遭各样患难的人。"

未经苦难的人，往往不知如何安慰那遭各样患难的人。

我和巩辉谈了许多对死亡的思考。

如何应对苦难，如何面对死亡。这些可以上升到哲学层面平常生活的奢侈品，闲暇时候拿来充实头脑的点缀，却是摆在我们面前，成了每日饮食一样的必需品。我们不得不郑重而严肃。我们深入地谈论了对死亡和人生意义的思考。

第二天早晨，巩晖要出发赶飞机。她在床边叠毯子，整理随身物品。我站在洗手台刷牙。我突然想起来临行前要嘱咐她一些话，于是我转向她，很郑重地说："巩晖！"

"嗯？"巩晖停下手里的东西，看着我，想我一定有重要的话要讲。

"你要让冬火开心。他不开心的时候你也要逗他开心哦。"

巩晖顿了一秒，随即大笑起来。我们一起大笑起来。

巩晖笑着说："同样的话，从你嘴里说出来怎么就这么可乐呢？"

巩晖离开了。我躺在床上，看着门"吧嗒"一声关掉了。

几秒钟以后，"吧嗒"，门又被推开，巩晖的脸出现在门外，一副同情和安慰人的样子："哦……啊……哦……"她在模仿胖胖的心灵理疗师。

我们的会面最后在大笑中结束。

那一晚，原本独立行走在同一条轨道的两颗孤独的灵魂，相遇和陪伴了彼此。

巩晖说："第一次感觉到住在医院是开心的。不需要助眠的药居然睡得很好。"

那次见面以后，我和冬火有过一次电话通话。冬火郑重地对我说："我要谢谢你。因为巩晖从你那里回来以后，就像变了一个人。在那之前，她状态很差，我跟她说，'你看起来比我都要快不行了。'但是，从你那里回来，她整个人都变了样儿。所以我要感谢你。"我想，在神的世界，万事互相效力。在巩晖的心灵旅程中，神用我做了她转变的一个支点。

她在机场呆坐的那一个小时，她的内在力量如何被悄然塑造？

"我感觉到我还有点儿用。"巩晖说起我们的见面带给她的改变。从那之后，她跟着新认识的病友学做酸种面包。她参加教会的唱诗班唱诗。她帮助许多人。她的生活越来越积极，状态也越来越好。

万事相互效力。我成为巩晖的生命中重要时刻的陪伴。巩晖的探访也成为我生命中重要时刻的陪伴。

在电话里，我和冬火谈论"死"的问题，冬火说："我是一个冷酷的人。"我想想自己，何尝不是？冷酷和理性是孪生的。关于如何预备死，冬火不同意我的想法："你想的和我想的是两条不同的线，我在另外一条线上。我想的是如果我好了我要做什么，尽管这种可能性很小。活着的一天就要真正地活一天。将来死的光景是永恒。活的每一天，我都尽量地活。"

冬火在治疗期间，一直没有停止工作。他甚至那时候在泰国买下一块地，将他的事业尽量打理好，留给家人。

他的话触动了我。我意识到原来我只沉浸在我自己的思想里。因为沉浸，我实际把自己封闭起来，他的话对我像醍醐灌顶。

我思考太多死亡，我与这个世界已经相当脱节。世上人在乎的事，和我已经完全剥离开。我只关心死，只关心神，只关心我的灵命。然而，神把亚当放在伊甸园的起初，不正是让人与神一起欣赏享受神的创造，包括人的生命？

我们的最终归宿，是永远的平安。在那之前，我们要用力地活着。

冬火的话，成了我重新开启生活的契机。

14．死生之界

—— 问题：谁死？

—— 答案：无人。

——史蒂芬·列维恩：《谁死？》

化疗次日，我的血红蛋白降到了 7 以下。7 是需要输血的临界值。我第一次接受了输血。

躺在病床上，看着红红的血浆，一滴、一滴，从挂在转轮上的红红的袋子滴到一个小腔体，从那里通过一根长长的软管，经过控制的仪器，悄无声地进入到我的身体。我想到曾经有一个陌生人，她坐在捐血站的椅子上，卷起袖子，看着自己的血从插在胳膊上的细细的软管，流进了一个袋子。她不知道我的存在。她的血，和我的血，原本属于个人的私密，却这样交融在一起，借此让我的生命得以延续。人们之间是和谐的，相互作用的。真美。

因为输了血的缘故，夜里睡觉似乎都更加有力气，胸口不再像被一块大石压着，心脏也不慌慌地乱跳了。手脚都热热的，我睡得很香。

在化疗的同时，医生预防性地用了抗副作用的药。其中一个非常重要的药是防止呕吐的。呕吐是最常见的副作用，几乎人人都会发生。但是止吐药的副作用是便秘。开始两天用的止吐药导致我大便像生孩子一样难。于是在我的强烈抗议下，止吐药被取消了。护士对此很不安。她说："我问过病人这个问题：如果必须从疼痛和恶心呕吐之间二选一，你会选什么？几乎所有病人都选择宁可疼痛。恶心呕吐是很糟糕的。如果发生以后再用药，就晚了。"

"先试试吧。"我还是坚持。

早晨，我感觉到有点儿恶心。于是我出门走路，一直走到脚步轻快，呼吸顺畅，微微气喘。仿佛新鲜的空气进入了身体，恶心的感觉消失了。UCSF 医院精心设计过的菜单十年都没有变化。从三联折的西式菜单里，我创造性地组合了仿中式的清粥鸡蛋小菜配咸菜。早饭的胃口也很好。

因为便秘，护士给了促排便的药，于是便秘变成了腹泻。因为腹泻，护士又给了止腹泻的药。这时候，我拒绝了。用药来调节肠道的反应，完全机械式控制，结果不是左就是右，而身体得不到自我修复的机会。身体如此微妙，它会自动找回平衡，只是需要时间。

接下来的日子，我都没有再用到这些药。

从第四天开始，我进入了昏睡状态，感觉像生病了。一直梦魇，但又醒不来。醒来了，又接着睡回去。

尽管如此，到了早晨，我还是按照我的规律，起床叠被子。哪怕知道叠好了，不久就会被摊回到老样子。窗外大雾，没有阳光但也不妨碍我打开窗帘。外面一片白雾茫茫，仿佛被玻璃隔开的，是一个遥远未知的神秘的开放的世界。

我出门走了 45 分钟，感觉头脑稍微清爽了一些。但也只是一点点。有一天下午，没有预兆的，嘴巴无中生有地涌出一大股水，我冲到床边的洗手池，止不住地狂吐，胃痉挛。按下了喊护士的按钮，护士进来，迅速在输液管里加上了止吐药。屋里弥漫着呕吐物的气味。护士手脚利索地帮我收拾，喷去除味道的喷剂。

此后我都没有再吐。

用手机信息和朝辉的朋友斌聊了一会儿。我们讲了朝辉、爱情。我突然发现，现在我可以盯着朝辉的照片看了，我可以看着他的眼睛。在家里的时候，虽然四处都是朝辉的照片，但我对它们视而不见。我知道照片在那里，但我不能仔细看。因为若仔细看了，照片的定格，我在看照片的现实，和关于照片的回忆，都会让我坠落到一个事实：朝辉已经不在了。所以，很长时间以来，我不看照片。我给自己营造了一个你时时都在，你无时无刻不在的假象。但也许不是假象，若非能证伪，怎么能知道真实不是这样呢？

朝辉很少进到我的梦里。我抱怨他为什么不入梦。他很听话，真的就到梦里来。常常在梦里他活了。我害怕这是梦，我去找好朋友王韵求证："快告诉我，我不是在做梦，我是醒的，这是真的。"她肯定地说："这是真的。"我放心下来。后来醒来却发现，王韵那么不可靠。她肯定过的，却还是梦。

后来，我发现朝辉虽然进我的梦，但是从来不给我正面。要么他在另一个房间，要不在故事的背景里。我抱怨说："你都不给我正脸。"他什么都依从我。果然，他就真的正正地盯着我看，完完全全的正面。我们双目相对，眼神交接。

仿佛这次以后，他来去自由了。有时候正面，有时候在那里。

不知道转变是什么时候开始发生的。我需要自己强壮起来。我的心灵和我的身体都需要我百分之百的精力去管理呵护。我可以看你的照片了，我可以接受你是我的回忆了。你还在，但是我的新旅程中，只有你的力量你的榜样和你的爱，没有你。

在化疗的第六天，我约了王韵带着 Andy 来看我。为了他们的到来，我在心里盘算了很久，该让他们给我带什么样的好吃的。

主意转了又转，最后锁定在台湾小火锅。味道浓郁食材丰富热气腾腾的一锅……想象中人间烟火气的快乐，一个小小的奢望居然成了那几日心中最大的记挂。

早晨值班护士走进来，在对着床的白板上写下来我当天的血象指标。

从化疗开始，早晨四点取血样，八点换班护士写下血样测量结果，是每日的例行操作。我看着线性粒细胞的一栏写下："0.19"。我绝望地叫道："我的台湾小火锅！"

护士回头对我无奈地笑笑，同情地说："抱歉！"

护士们都知道我心心念念地等着我的台湾小火锅。

0.5 是线性粒细胞的临界值，如果在 0.5 以下，意味着免疫力太低，不能吃任何外面的食物。人间烟火气的快乐泡泡瞬间破灭。

下午，王韵带着 Andy 来医院看我。没有台湾小火锅。

Andy 来的主要目的是让他选监护人。我在安排我死的事情。没有成年的他，该找谁做他的监护人，能最大程度地保证他生活稳定和持续？我自然地想到《金翅雀》里的主人公少年西奥多。他和 Andy 一样的年纪，一起生活的单亲妈妈死于意外。社工会介入没有监护人的未成年人，西奥多不得不离开他熟悉的家，一度流离失所。在我有能力可以做安排的时候，我想让我的孩子尽量避免这样的情形。

Leo 十九岁了，从法律上来说，可以做监护人。然而，这样一来，他可能必须辍学回家。我问过 Leo 他可不可以做弟弟的监护人，Leo 不知道该做些什么。他也还是一个孩子。

这场交谈可能会很困难。我要告诉 Andy 新的诊断结果，并且让他自己选监护人。我琢磨着怎么能让他不过于沉重和为我担忧。

Andy 坐在窗边的椅子上，我从他的表情中猜不到他的心情。他看了一眼摆在桌子上的大狗。我笑着说："你送我的，它陪我睡觉。"

Andy 说："嗯。"

我告诉他我的新的诊断结果。我看不出他的情绪变化，青少年不知道如何处理和回应这样的信息。

"你知道，"我说，"虽然可能性很小，但是既然有完全治愈的希望，也就存在着死的可能。你明白这一点吗？"

"嗯。"Andy 点点头。

"如果我死了，你还是一个未成年人，必须有监护人。如果让你自己选择，你更愿意让谁做你的监护人？"我给了他几个选择。

"我不知道。"他低着头。

"这是一个大问题，你可以花时间想一想。你的直觉呢？"

"干爸。干爸做监护人我会觉得更舒服。"

选监护人，改信托遗嘱，这是最后一件我记挂的事了。我接受一切可能的发生。

化疗到了最后一天，但我的感觉却比前一天更好。当早晨的阳光，在一瞬间铺满了屋子，洒在我身上的时候，那一刻我突然想大声唱歌赞美神。那种感觉是那么真实而强烈。我以为我一直理性和冷静，我怕我变成宗教狂热分子。在我的偏见里，宗教狂热让一个人思维狭窄，公式化和教条化，而我正在追求真理的路上，需要开放和冷静的头脑。但是，在这个时刻，我竟然有这样大声唱歌赞美神的冲动。于是，我真的很傻地这样做了。

接下来，我出门走路 45 分钟。下午用同一个设定程序蹬了 30 分钟的自行车。中途，心跳到了 140，我不得不放慢速度。结束以后，从自行车上下来，扶着桌子晕了一会儿。我的体力还是比前一天更差了。但是脑子里的雾散去了些，可以读书和写希伯来语作业。

七天的化疗结束，我也解脱了被输液管绑在转轮上的束缚。不用时时刻刻推着大转轮走路和上厕所的感觉十分轻松。

在接下来的计划里，没有任何治疗，也不用药，似乎只是在医院里闲住。为什么七天的化疗，会预约住一个月？

答案很快就来了。化疗结束的第二天，发现昨天做的瑜伽，今天已经做不了了。做简单的平板撑手臂会抖。肌肉迅速消退，包括脸上的肌肉。额头的肌肉、太阳穴、腮帮子，不动都累到酸痛。如果不是这劳累的酸痛，我都不曾注意到那里居然还有肌肉群。

在刚刚搬到加州的时候，我们买了一群刚出生的小鸡仔。其中有一只小鸡长着长着它的喙成了上下交叉的十字。这样一来，啄米的时候，只有一点点能够进到肚子里。在吃的动作上花的能量超出了她吃下去的食物提供的能量。虽然她拼命地吃，朝辉也耐心地给她喂，她还是一点点瘦下去，最终也没有活下来。

吃东西的时候，我觉得自己就像那只小鸡仔。我拼命地吃。但是，舌头好累，腮帮子好累，嚼几口我就不得不歇一歇，缓解一下酸累，接着再吃。一顿饭，只一点点的东西得吃上一个小时。

脑子的变化太明显了。讲话刚讲了上半句，下半句在脑子里忽闪一下就找不着了。

头发在一夜之间掉光了，只留下白惨惨的头皮。这才发现，身体被保护得最好的皮肤是头皮，从出生就从没见过天日，即使剃光头也还是有一层薄薄的头发根。这次掉得彻底，从根拔起。我很喜欢摸我的光头，肉肉的，软软的，像小婴孩皮肤那样娇嫩。

早晨出门走路，只能龟速前进，好不容易走完了一圈，勉强回到床上。站着刷牙的时候，中途需要停下来，扶着洗手台休息，因为腿站不了那么久。

血红蛋白又低到 7 以下。继续输血。

化疗结束的第三天，我发高烧了。

处理发烧有一个标准流程，到后来，经历过多次发烧以后，我演习得相当熟练。第一件事是禁止我出房门。进屋的任何人都需要穿隔离服。上抗生素、做 X- 光、做细菌培养。

输血、输抗生素、输钾、输盐水。我重新被绑回到输液转轮上。

我的空间被缩小到从门到窗，从窗到门。后来进一步缩小到从床到厕所，从厕所到床。

化疗结束第四天，24 小时的细菌培养找到了发烧的原因：血液细菌感染。医生猜测，前一天换大臂输液管的隔离胶布的时候引进了细菌。感谢神为我的预备，给我一颗顺服交托的心。我不会因为意外责怪护士的操作，心里也无需担负因责怪带来的扰乱和不安。

原本安静的房间突然变得很忙。护士来换新的隔离胶布，加针对细菌的新的抗生素，做扁桃体 CT，输血，输血小板。

墨菲定律：Anything that can go wrong will go wrong。

谜一样却难被打破的墨菲定律啊。

血液细菌引起的高烧只是个开头。

按照预期的效果，在化疗结束后，血液的各项指标将逐渐下降，白血球将为 0 或接近于 0。这时候，身体没有任何免疫抵抗力。

血液细菌感染偏偏发生在白血球接近 0 的时候。

但这还不是最糟。我的生理期到了，大量出血。此时，我的血小板低于 10，而人的正常值应当是 150-450。血小板低，止不住出血。在住院的当天，医生已经采取了预防措施，用了药，让我不再来例假，以预防生理期出血。但是，偏偏这个时候是我的生理期，而用的药也不知为何没有起到作用。

血液细菌感染引起的发烧还在继续，同时我靠着输血浆和输血小板补偿生理期的大量出血。我如同一个吸血鬼，每天好几袋血浆加好几袋血小板。

然而，即使这样，还有更糟。

不知为何，我的身体开始抗拒异体血小板。每次输血小板的时候，我就好像穿着单衣站在寒冬腊月的暴风雪里。牙齿很响地"卡塔卡塔"打架，身体抖得像风中揪住枝头颤抖的一片叶子。护士给我两个热袋子，抱在怀里。不单单是不良反应，似乎身体也不接受新的血小板。一袋子血小板输完，血小板的值要么一动不动，要么升 1 或 2，在数字上意思一下。

这似乎是一个僵局。血小板不升，就没有办法止住血。光靠输血维持不是长久的办法。况且，我还在细菌感染的高烧当中。

医生和血小板较上劲了。血小板不升，就继续输，看谁厉害。因为我对血小板反应严重，每次在输血小板之前用静脉镇静剂让我睡觉。从镇静剂中醒来的时候一切都结束了。于是，我就在睡觉、输血小板、醒来，睡觉、输血小板、醒来的往复中过日子。一直到了晚上，医生说，你可以休息了。

第二天，又折腾了两袋血小板之后，还是没有升的迹象。这时血小板已经降到了 5，流血还是止不住。医生说：够了。

感觉上我被放弃了。

我的病房一向冷冷清清，除了护士踩着点儿来交接班、换药、采集生命指征数据；医生例行查房；护工来打扫卫生；垃圾工来收垃圾，此外没人搭理我。呼叫护士的按钮除了输液器"滴滴"警报的时候用，其他时候我几乎没用过。有一次护士艾瑞克半开玩笑地埋怨："你为什么从来不叫护士？"现在门庭若市。心脏科、妇科、眼科、皮肤科、复健科……各科医生都前来看望我，我得到了很多关注。

我的眼睛开始出现问题。视线模糊，什么都看不清。戴着眼镜看不清，摘下眼镜也看不清。眼睛出问题让我很沮丧。虽然我已经接受身体出的任何状况。但是看不清电脑，不能上希伯来语课，不能写作业，不能做一点自己想做的事，这还是让我很沮丧。

星期四，吉米抱着他的琴出现在门口的时候，我无力听他的歌了。只能躺在床上虚弱地跟他挥挥手说谢谢，下次再见。

我的感觉很奇怪。一般从醒着到入睡，总要有个时间过度。但是现在的我仿佛睡着和醒着之间只隔着薄薄的一层眼皮。合上眼皮，马上进入到梦境中。打开眼皮，又马上能看见周围的环境。

晚上似乎不曾睡着，但也不醒着，就在一个潜意识层里很稳定地呆着。眼前的一切场景都是梦。也明明地知道是在梦中，但也明明地醒着。这很奇怪，一个人同时在梦中又在梦外。

我的意识和身体脱节了。闭上眼睛，我不知道我的身体是躺着的还是坐着的，我的手在哪里。所以我需要要睁开眼睛看一看。发现自己是坐着的，于是按下床头的按钮把身体放下躺平。

又有一次，闭上眼睛，我好像在寻找什么东西，但是无论找到什么都心里很不安。后来，我看到两个无限大的盘子，两个盘子上下背对着。我清楚地知道那是天上和地上的交界。我看到盘子上像棋格一样交错的凸起，两个大盘子通过凸起接触。那是天上和地上在沟通。后来，我看到的不是盘子，盘子变成了球，四周发散的球。应该是我在棋格样的凸起交通中来到了天上。远远的，天上有一处极为明亮的所在，远比最强的太阳更亮。我知道那是神的所在。球在起伏发散中。我在天上和地上之间交通。

我睁开眼睛的时候，用笔潦草地把这个幻象记录下来。

一闭上眼睛，就进入到梦境中。或者叫幻像可能更贴切。因为没有任何情节，只有景象，并且都是光。我不敢闭眼睛。因为一闭上眼睛，眼前就是超强的白光。强得我不敢面对，只好把眼睛睁开。

眼科医生被请到病房。医生怀疑也许是细菌侵袭眼底。眼科医生做了扩瞳和系列检查，却也没有发现什么。

在夜里，我的灵从我的身体起来，趴在床边俯身看睡着的我。

这样重复着一遍又一遍。我想，这就像是书里读到的濒死体验。但是，因为我并没有看清楚我睡着的模样，所以我想这大概还是幻觉。

我不确定这些是真的濒死体验还只是幻象。

确定的是我在死生之间徘徊。

在这些相互矛盾的并发症下，我活下来，应该是一个奇迹。两个月以后再次回到同一个楼层做骨髓移植的时候，一个护士见到我，似乎很惊讶，说："你活下来了！"

人的身体很微妙。比如，人体内微量元素的含量保持在一个狭窄的区段浮动。过高过低都不健康。如此微妙的平衡，使人体很脆弱。但是同时，人体的韧性又很大。在死生之间似乎有一个弹性很大的弹力膜，使人在远离平衡，濒临死亡的时候，还能够回到正常的生命。比如血压收缩压的正常值是120。而我的一直在 80 左右，这个值相对于正常值太低了。但是一个护士说，她见过病人最低的收缩压是 29！

我不再盼望。比如盼着发烧赶快好，盼着血细胞快点恢复，盼着能吃到外面的食物……"明天就好了……会过去的……"这些想法只会带来令我不安的虚假的希望。如果盼望着下一个时刻到来的时候，我的关注力便不在当下的时刻，我的心里便多了焦虑因此打破了平静。神给的时间都是宝贵的。所谓活在当下，受苦的时候也当如此。"There is no past. There was a past. There is no future. There will be a future. There is only a present." 现在不存在过去，过去只存在于过去。现在也不存在将来，将来只会在将来。现在只有现在。

从前的我，在黑暗的日子里会哀求：曙光在哪里？快快出现吧。现在的我很安心。如果在黑暗里，那就在黑暗里吧。这是我的日子。我属于这一天。我不把心思放在明天。

发烧的时候，我看书，看不到一页就迷糊过去。分了几段看了 Leo 推荐给我的滑稽电影《My cousin Vinny》。更多的时候，我在睡觉，在让时间过去。但是我很心安，不焦虑，没有杂乱的念头，不盼望，只关注着当下给我宁静。只有当不再盼着，把我的心留在此时、此地，我才有一颗心完整地接受。

我不喜欢听人评价一个人说他"很坚强"。那是人的求生本能。谁不是在求生的境地苦苦努力呢？谁不在心里求神将这杯挪去呢？但是心里又知道，神给的，必不超过你所能承担的。

《圣经》里教导的是人的灵性成长，内在生命，不是吗？

我很乐意同人讲讲灵性方面的事。可是人们只关心我的身体。"你的身体感觉怎么样？""希望你快快好起来。"没有人乐意和我讲真正灵性方面的事，即使虔诚的基督徒也不愿意多讲深讲，触及死亡，似乎是脱离现实的话题。

当医生不再给我输血小板，我以为我被放弃了。又过了一天或者几天，护士说，他们在背后给我做了深度配型，结果发现血液库里，只有 5% 的血小板我不会排斥。他们已经尽可能地调用了血库里所有我不排斥的血小板。

果然，用经过深度配型的血小板，我不再有"寒冬腊月穿单衣"的反应。血小板的值很快升到了 30 以上，出血情况大大缓解。同时抗生素起到效果，我也不发烧了。我只等着线性粒细胞长回到 0.5 的临界值，就可以回家了。

　　"我虽行过死荫的幽谷，也不怕遭害。"[6]是神将我领进死荫的幽谷，又将我领出。神待我，如同对待约伯。任何的试炼，都将它看作纯粹的喜乐。让忍耐作工。当完成的时候，你将成熟而完整，什么都不缺。

⁂ ⁂ ⁂ ⁂

　　罗希特出院了。而我的状况看起来比他好那么多！这让我很沮丧。他比我晚一天入院，接受同样的治疗。

　　我的血细胞在回升。护士信心满满地说："你明天一定回家。"

　　我动了期待回家的心，心不再安心在此处。起床后，换班的护士却说："我很抱歉，你不能回家。你的白血球和血小板都不合格。"

　　随遇而安的心变得不安，沮丧。缘于我有了期望。

　　晚班的护士来，说："我听说你很不高兴，因为不能回家？"

　　"是的。"我躺在床上，没有心思动任何东西，我的书，我的电脑。

　　可能更是因为照顾我的不高兴情绪超过我的身体情况，第二天，护士再次给了我升白针，调来了三袋血小板。在三袋血小板的强助下，血小板升到五十多，远超过出院标准的30。傍晚时分，医生签字放行，多莉开车接我回家。

　　站在街头，穿着各种各样衣服的人们在我的身边走路。路上的车停停走走。从十二层楼看下去的默声景象，此时都鲜活了。声音打开了，各种声音，安静而纷杂。这是尘世的声音，带有泥土气。空气是活泼的，变化的。人们的生活是各式各样的，灵动的。

---

6. 《诗篇》23:4

15. 苦难与喜乐

"Consider it pure joy, my brothers and sisters, whenever you face trials of many kinds, because you know that the testing of your faith produces perseverance. Let perseverance finish its work so that you may be mature and complete, not lacking anything."

——James 1:2-4

苦难的意义是什么？

义人约伯敬虔神，从不做不义的事。他大受祝福。

撒旦挑战神说："约伯之所以敬虔，是因为敬虔能让他得到他想要的东西。"

为了证明人对神的敬虔是无条件的，作为一个赌约，神给原先满受祝福的约伯加了一重又一重的苦难。

约伯问："神啊，你为什么让这一切苦难发生在我身上？"

我们容易同约伯的三个好朋友那样以"报应学"来解释。"有因必有果，有果必有因"，我们很难逃脱传统的思维定式。即便摆脱传统观念，现代科学也是在因果的框架中，科学训练让我们试图用"原因—结果"来解释发生的事情。

为什么这样的事情会发生？

伟教授的爸爸在五十四岁那年去世。他去世的原因让人，尤其亲人，很难接受。伟的爸爸是虔诚的基督徒，多年以来，一直做儿童事工的志愿者。他正在带一队儿童在山上徒步。徒步的路上，一棵树倒下来，刚好将他压在下面。怎么用"因果报应"去理解这样的事发生在这样好的人身上？

很长的一段时间，我挣扎在这个问题里："为什么是朝辉？"陈牧师跟我讲了司提反的故事。陈牧师说，神用司提反成就保罗，也许神用朝辉成就我。

伟教授说，有牧者用同样的话安慰他。在伟教授爸爸的追思礼拜上，他的叔叔被感动受洗，也许可以理解为他的爸爸成就了他的叔叔。但是仅一个礼拜之后，叔叔就因车祸意外去世。伟教授很难接受这样的说法。

我不敢评说这种解释的对错，但在心理上我也很难接受这样的说法。我是谁？要牺牲一个朝辉来成就我？我更愿意相信神用朝辉的路成就朝辉，用我的路成就我。在神的大的救赎计划中，万事互相效力。我们生活中的发生，如同神的智慧之深，之复杂，远不可以用一个简单的公式做归纳。神的智慧，不是靠人的思维能够到达。诗篇里说，"这样的知识奇妙，是我不能测的。"[7]

为什么会发生？我不知道。神的智慧我猜不透。

就像约伯从来都没有明白他为什么会遭受苦难。

虽然约伯从来都没有明白他为什么会遭受苦难。苦难的意义却从他的醒悟中显现出来："从前听闻有你，如今亲眼见你。"

耶和华没有直接回答约伯的问题，却说："约伯啊，我造天地的时候，你在哪里？"

"敬畏神"是《约伯记》所揭示的苦难的终极意义。

神创造的世界是在微妙的平衡当中，任何东西都是相对的。

---

7. 《诗篇》139:6.

有报应学，也有约伯的受难；有严肃的守律法也有情爱感性的雅歌；有神的公义惩罚，也有神的怜悯和宽恕。神的知识不是绝对的、线性的、确定的。在相对当中，唯一的绝对是神。

我们在这个世界被塑造训练，结果过多地关注物质世界的东西。苦难，让人从关注外部转向关注内在。

回到入院前格瑞问我的那个问题："你要想想，Why me?"

我想我找到答案了：这是神给我的恩典和礼物。

"你要将受苦当作纯粹的喜乐。"雅各书里的这句经文，若不是自己亲身去经历，哪里能体会到这种喜乐？可见只通过言语本身，很难教会人。

这样的喜乐，是一种永恒的宁静的极大的喜乐。这种喜乐，不是我们人人都想要的孩童的快乐。"快乐"这个汉语词汇里有一个"快"字，字面上就声明了它易得且易逝。而喜乐，却是深沉且忧伤的。它有深深的根，生出无尽的爱，由爱生出对世界的包容和悲悯。它点燃眼中的光，绽放嘴角的笑，在心底构筑出极大的平安和满足。

在这样的喜乐里，我什么也不缺乏。

有人夸我说："你的精神状态真的很好。"我想了想，没有生病的人，想象不到面临死亡，接受痛苦是什么状态，于是，在想象中，添加了悲惨的成分。实际上，在我遇见的癌症患者中，绝大部分的人，都是像我一样乐观积极，对生活有着不同寻常的思考，对人生有着相当的把握和自信。当然也不是所有人都这样。并且包括我自己，都有低落的时候。

或许，面对严峻的困难，如何将生活最好地活下去，选择哀声叹息还是乐观坚定，可以作为一种求生手段，一种战略上的权衡。然而更可能的是，在困境下人学会了真正的谦卑。一个人不得不往内心深处寻找，不得不摒弃世俗的骄傲，从而得到真实的喜乐。真实的喜乐从来都不真的取决于境遇，只关乎在境遇之下的如何思想和面对，无论顺境逆境。

我不快乐。快乐是一种情绪，大概朝辉把它带走了，因为我再没有见到过它。

我也不幸福。

邻居有一对老夫妇，总是手牵手经过我的门前。老太太胖胖的，因为腿脚问题，走路左右摇摆。老先生也是腿脚有问题，步履蹒跚。有时候我和朝辉在 B&N 书店坐着，他们俩也在那里。总是隔着桌子，一人面前摆一杯咖啡，一人一只手搭在桌子上，彼此捉着。他们不讲话，淡淡地望着别的地方，神色安然。再碰见他们，还是坐着，还是不说话，淡淡地望着别的地方，神色安然。眼光触到了桌子上轻轻搭在一起的手，我低了下头。

我不幸福，这是事实。我的不幸福就像死亡那样真实。

然而，我的心底却是喜乐。它不是努力营造出来的浮华，而是真实可靠、"什么都是最好的"的喜乐。这样的喜乐就像一个孩子躺在一片温暖的柔软的踏实的大地上。就像一粒泡泡被轻柔舒卷的海水托起。就像婴孩儿，蹬着一只脚丫，捧着妈妈的乳房，窝在妈妈的臂弯里。 那样踏实，没有忧虑，只有安心的顺服和交托。

从前我们旅行去温哥华的森林里走空中悬桥。看着脚底镂空的万丈深渊，明明知道完全是安全的，却也不由自主地脚底发虚，体会掉下去的瞬间感觉，引起心里的悸动。人喜欢花钱走悬桥，可能为了寻找一种心理体验，感受走实路不会有的心中的悸动。

后来我在哥斯达黎加雨林又走悬桥。我细细体察我的心。心里没有一点点的悸动和不同，脚底发虚的慌张也完全不见。我就像走在磐石上，即使下面是万丈深渊，我也被托得稳稳的，心里没有慌张，没有万一掉下去的假想。我想，这是平安。现实看得到的心理现象，也许可以用来表达心灵上从没有平安到有平安的变化。

奥古斯丁在忏悔录中说："You have made us for yourself, O Lord, and our hearts are restless until they rest in you." 他所说的，"rest in you"，并不是死以后。我现在体会到了。My heart is no longer restless. 奥古斯丁是不是也体会到了？

我在儿童医院看见一个小姑娘，八九岁的样子，梳着齐整的满头的辫子，戴着粉色框厚厚的眼镜，细细的腿歪歪斜斜的蹬着地面，扶着推椅往前走。她的妈妈跟在身后。妈妈问："你要坐下来吗？"小姑娘爬上椅子，妈妈推着她走。

看到她们，我微笑了。妈妈和小姑娘都没有愁苦，至少，没有在她们的表情中，表露出她们意识到自己和他人的不同，自己的不幸。小姑娘是愉快的，她的妈妈是放松的。也不见倔强，骄傲。很平常。尽管可以料想她们的生活看不见的背后有多么艰辛，她们在愉快地过着她们的生活，没有过分地用力。每个人都有自己的境遇，选择愉快，还是非愉快，这是自由意志。给予什么生活，这是神。

丹诺牧师和他的好朋友肯尼一起合买了一艘船，他们在大湖里度过了许多愉快的时光，直到肯尼去世前。丹诺牧师说："肯尼真的是喜乐的。"肯尼得了癌症，做了四个器官移植。医生说他活不过三年，他活了十一年。"肯尼的喜乐是我没有的。看到他，也看到你，我相信，神在世人眼里的不幸中，赐下特别的喜乐。"

丹诺牧师这样跟我说。

我喜乐且平安。

廖满真姐妹转给我的一首诗："在巧匠手中，黑线如此必要，一如祂构图里的金线和银线。"这是所有我听过的对苦难的诠释当中，最让我得到安慰的说法。

The Weaver Poem

by Grant Colfax Tullar (1869-1950)

My life is but a weaving

Between my God and me.

I cannot choose the colours

He weaveth steadily.

Oft' times He weaveth sorrow;

And I in foolish pride

Forget He sees the upper,

And I the underside.

Not 'til the loom is silent

And the shuttles cease to fly,

Will God unroll the canvas

And reveal the reason why.

The dark threads are as needful

In the weaver's skillful hand,

As the threads of gold and silver

In the pattern He has planned.

He knows, He loves, He cares;

Nothing this truth can dim.

He gives the very best to those
Who leave the choice to Him.

织工诗

翻译：美芳

我的人生好比织布
上帝与我一起同工
我虽不能选择颜色
上帝手仍稳稳织就
时常祂会编入伤痛
换来我负隅顽抗
竟不曾想
祂的视角在上头
而我只限于平面
直到织布机停止了运转
梭子不再来回穿梭
上帝将会开展祂的作品
揭露一切的缘由
那时我才恍然大悟
在巧匠手中 黑线如此必要
一如祂构图里的金线和银线
上帝认识你 祂爱你 在乎你
恩待那将主权交托祂的人
这真理 毫无疑问

第三部分
死亡与生命

Journey of the Magic

那一切都是很久以前，我记得，

我愿再来一次，但记下

记下此句

此句：我们被指引一路所到的是为

出生还是死亡？是出生，肯定的，

证据确凿毫无疑问。我见过出生和

死亡，

但我曾以为二者不同；这出生

于我们是严苛苦痛的煎熬，就像死亡，我们的死亡。

我们回到故土，这些王国，

但此处不再安心，在旧世道，

陌生的人们紧抱他们的神，

我当欢喜再一次死亡。

——T. S. 艾略特

16. 被爱

受患难的人

为何有光赐给他呢？

——《约伯记》3:20

如医生所料，第一个阶段的诱导化疗并没有完全消灭癌细胞。出院后 10 天，我再次回到医院做第二阶段的巩固治疗，用 FDA 批准的针对 BPDCN 的免疫靶向药物。

这一次，我住进了 11 层。

11 层的防护环境不如 12 层严格。对防护要求不是极端严格的血液癌症病人住在这一层。病人情况好些，护士的看护和来访次数都更松弛。我住在走廊的拐角窗外风景最佳的一间。大窗的外面是金门大桥、群山、被群山环绕的海湾。原本是双人间，只放了一张病床。还有一半宽敞的空间可以做瑜伽。

很多护士都没有听说过我这个病，BPDCN。我是 UCSF 历史上第二例用这个药的病人。艾伦医生咨询了斯坦福医院对这个药更有经验的医生。在临床实验中有病人因药物过敏反应死亡。为了预防这种情况发生，在用药之前，先静脉注射预防过敏反应的药。当护士将滴药的开关打开，我马上感觉胸口一热，接着四肢说不出的慵懒，呼吸变缓，大脑出现困意，只想沉沉地陷进去，陷进一个五识消散，混沌、绵软、舒适的睡眠里。

这不是我。我不喜欢这个未知的、大脑明明清醒却不被自己控制的境地。我央求护士："可不可以去掉这个药？我很不喜欢这个感觉。"

"啊？你居然会不喜欢。所有人都喜欢这个药。因为它让你合法享受一下用毒品的滋味。"护士笑嘻嘻地说。

用药一切顺利，除了偶尔发烧，没有发生极端情况。但是到了第五天，也就是治疗最后一天，肝功能对药负荷发出警告：转氨酶超高。治疗不能继续。却也不让我回家。

医生没有任何措施，只是等待我的身体自然恢复。除了常常发烧，身体不是很舒服，但也没有太不舒服。就像天将亮却未亮，将黑却不黑，在《魔戒》的灰色世界里。

早晨，我把窗帘完全拉开。大窗户外，晴空万里。初冬青草新鲜的翠绿、不落叶树林的深绿、云影的飘移、山谷高低变化，将山染成深深浅浅的斑块。金门大桥特有的红色沐在光里，在群山青霭中独显孤傲。群山的中间，拼接着一块一块青蓝色的海湾，连带着无尽可能性的遐想。如若小小的身体进入到那些山的褶皱当中，到达青蓝色海湾的边沿，从此时的远观进入到彼时的细节，身和灵将会是一种什么样的沉浸与迷失。在那样的当下，世俗可以瞬间消失。

想与窗外接近的向往，对困于病房的我是一件危险的事，它会带给我可望不可及的伤悲。于是我止于观望，打住任何可能性的憧憬。然后，我坐在床沿，面向美景，嘤嘤嘤地哭。

背后门响了一下。迟疑了一会儿，又响了一下。我猜大概是护士进来，看到我在哭，又走了。我没有回头，继续嘤嘤嘤地哭。

为什么哭呢？没有什么原因。可能就是应该哭一场了吧。

上一回住院，是生死危机，我很专心，专心思考生死，专心面对身体不适。然而这一次，没有生死危机，也没有太多不舒服，但也不很舒服。生活太无趣的时候，该有点儿变化，比如哭。

这一层的病人没有生死考验。护士不用每四个小时来一次测量生命体征指标。走廊里没有各样鼓励人的画画和文字。抱着老木琴唱歌的老吉米也不到这里来。

哭完了，我去走廊上走路。墙上做装饰的是大幅医院操作流程图，我已经看过几遍了。护士台对面的墙上挂着一块大白板，写着每一个病房的病人名字和当天负责的护士名字。病人的名字旁边，都有一些标注，或者贴着小磁贴，或者写一些小字。而我的名字看起来很寂寞，什么都没有。

大白板的下方有一堆备用的小磁贴，我拣出一个"心"形的磁贴。一颗"心"随着"啪"地一声轻响，贴在我的名字旁边。小小红心，像咖啡店的姑娘熟练拉出来的拿铁拉花，即使知道是商业操作，即使不是真的走心，也让我微笑。我的名字有小小的爱陪伴，看着不那么寂寞。

晚些时候再走路的时候，特地去看我的名字。红心不见了。我的心一沉！

"我在我的名字旁贴了一个心，为什么被摘掉了？是因为我不可以被爱吗？"我走去护士台问值班护士。我明知自己的无理，在灰蒙蒙的日子里。

"那个'心'代表病人在监视心脏指标。"护士不带一丝温情地辩护。

护士也无聊。关于病人与病情无关的小道消息在护士当中传播得特别快。晚上换班的护士是珍妮。她一边熟练地量血压、测体温，一边说："你没事，再去走廊走走，看看布告栏。"

护士做了什么吗？

我出门走路。大白板上我的名字右上方，斜斜地贴了一个小帽子的磁贴，像一顶帽子戴在我的光头上。旁边，用红色的水笔画出来的一个心。

这个用笔画的"心"是有爱的，走心的。看着它，我笑了。

虽然这一次，我的身体没有免疫的问题，可以随便吃外面的饭，但是我不可以走出去，而外卖只能送到一楼大厅。护士有规定不可以帮病人取外卖。有一天，小个子的安珠儿偷偷地说："你定好送餐时间，正好在我下班的时候，这样我下班的时候偷偷地给你拿。"那天，我买了台湾小火锅。食物在那一天短暂地安慰了我。

我无所事事衣食无忧心不在焉地在病房住着。不需要看血检结果，每天看着颜色金黄的便便，心便是一沉，肝功能还是不行。这一次，我终于失去了之前内心的平静。

预定的 10 天住院时间，到了最后一天，肝功能奇迹一样合格了。于是我的病房热闹起来。做了疗程的最后一次治疗。治疗后，又做了 PET 扫描和脊髓穿刺。拔掉左臂植入的输液管。我重新成了一个自由的人。

17. 心存忍耐的竞跑

让我们借着忍耐，去跑那摆在我们前面的赛程。

——《希伯来书》12:1

每一年的冬天，旧金山都会有一场穿越金门桥的半程马拉松赛事。缭绕的雾气在海的表面聚集堆积，赭红色的金门桥架在云雾之上，透出庄严和神秘。跑者的脚步穿越金门桥的时候，仿佛飞踏浮云。

这场赛事是美国癌症协会举办的筹款活动，筹款用于癌症研究，为癌症患者免费提供 24/7 支持热线，以及为癌症患者提供的许许多多其他服务项目。

多莉报名参加了今年的比赛。她胸前的号码牌底色是与金门桥同色的赭红，上面写着：

为艺而跑。

让我们借着忍耐，去跑那摆在我们前面的赛程。

——希伯来书12:1

字的下面是多莉手画的简笔：一道弧形的地平线，地平线的上方，远远的立着发光的十字架。近处闪耀着一颗心。

多莉将这张号码牌送给了我，我将它和其他收到的卡片放在一起，收藏起来。

"许多人问我，想要做配型为你捐骨髓。"我的上司说。他送来一张超级夸张的大卡片，内页密密麻麻挤满了熟悉的和不熟悉的同事们的签名和他们的关心和鼓励。

知道我生病的朋友，有许多以前没有做过骨髓库配型报备的，或者不知道的有骨髓库配型报备的，去做了登记配型。

尽管我一个人在医院里享受着孤独和安静，但我知道我并不是一个人独自面对。多莉用长长的半程马拉松长跑当中需要的忍耐，陪伴我在医院里需要的忍耐。我的朋友们同事们，用他们为公益骨髓库的捐献，传达他们对我的支持。同事们的妻子轮流给 Andy 做饭。她们准备好一周的食物，每周末送到家里。当然还有医生、护士及他们的团队。一个新生命重启的背后是整一个社会共同体。是他人，在托住我的生命。

"1 月 17 号，第 0 天。"斯蒂夫妮递给我的日历上，1 月 17 号的框框被着重加黑。以这一天为中心计时，之前的每一天被标记成负的多少天，之后的每一天被标记成正的多少天。这张 A4 纸上，写着一个新生命的重启计划。

斯蒂芙尼是艾伦医生的助理。围绕着骨髓干细胞移植，有一系列复杂的准备和协调工作。从艾伦医生第一次走进我的病房写下医治计划那一刻，斯蒂芙尼就着手开始了安排和协调。

Leo 已经成年，是合格的捐献人。"你愿意做我的捐献人吗？"我问。我听到的是他急切且严肃的使命感。他从小便是一个胆小谨慎怕疼的孩子，却不带一丝犹豫，没考虑他的代价。医院将测试包快递给他，上大学的他特地回家等快递，打电话和我确认流程，生怕出一点错。

姐姐以为骨髓捐献是从髋骨凿一个洞抽出骨髓，过程很痛苦。即便有这样的误解，姐姐也没有说任何犹豫的话。"如果可以救你的命，让姐姐做什么都可以。"她说。

姐姐人在中国。原本在艾伦医生的计划里，通过全球骨髓库网络，可以远程测试和取骨髓干细胞，运到美国。遗憾的是中华骨髓库并未与全球骨髓库联网，并且它有极好的保护机制，不为境外提供任何信息和服务。姐不得不经过几番周折，最终在苏州找到一家独立的实验室做骨髓配型测试。

"我们在骨髓库里发现了 90% 相合的捐献人。你的儿子和你是 50% 相合。你的姐姐和你是 100% 相合。"斯蒂芙尼告诉我结果。

"兄弟姐妹之间 100% 相合的概率只有 25%。这是最好的消息了。"

⟫⟫⟫　⟪⟪⟪　⟫⟫⟫　⟪⟪⟪

长途竞跑当中需要的忍耐，并非只有艰难时刻的咬牙坚持。当中的愉悦，比如欣赏路边的美景，比如身体找到舒适的节律，比如放空思绪带来宁静，比如享受当下不急切地思想终点，这些也都是忍耐。和朝辉走过的抗癌路，渐渐淡化的记忆中，留下来依然墨色浓重的是那些美好时刻。在院子的阳光里弹吉他、修改曲谱；走各种山路；在海边的长椅坐着……架起记忆的，更多的是这些点滴的幸福和美好。并非一定要用苦难的姿势，才配得上苦难中的行走。优雅的姿态和生活的小确幸也可以编织在苦难中，且它们在此时更显出珍贵和值得。

靶向和免疫疗法每 21 天一个疗程。当第二个疗程结束的时候，距移植的日子已不足 21 天，因此可以当作治疗结束。除了去医院的日子，我几乎每天走路去街边的"Hal's Office"咖啡屋，固定地买一杯全脂牛奶的拿铁，坐半天。从亚利桑那回家后，朝辉最后一次一个人走路来到这家咖啡屋，买了两杯咖啡捧着回家，给我一杯全脂牛奶的拿铁，他自己一杯杏仁奶的无咖啡因拿铁。咖啡店特别小，在店里转身都显得拥挤。我在窄窄的桌子边坐着写日记写论文。窗外下雨，世界温柔，蘑菇在滋滋地长。

雨停的时候，Leo 陪着我去 Point Reyes 采蘑菇。在松树林里，闻着雨后湿漉漉的松脂味夹杂着腐叶清新的霉味，走 5 迈的山路，用敏锐的眼睛不断去发现。各种各样的菌菇和漂亮的红伞伞毒蘑菇从土里钻出来。我们装了半竹筐美味的菌菇。我感恩身体感觉正常。

朋友米雪和迈克陪我去了一趟日隐，从那里砍了一棵圣诞树带回家。那棵树长成了风的形状。曾经从海的方向被吹向东方，挪到家里，从窗户的方向吹向厨房。灯光闪烁的时候，有了圣诞节的气息。

根据斯蒂芬妮的倒计时日历，圣诞节前，姐姐飞到了美国，取血样，等待检查结果。

我和姐姐用等待我住院的时间，去海边山上徒步，骑自行车，去海隐采海胆，在大山环绕中泡温泉……不用上班，没有日程的日子是松散且舒服的。

在第一次住院预备我可能死的时候，我还做了一件事：我买了两个孩子圣诞节假期去西班牙的机票。如果失去了爸爸妈妈的呵护，刚刚成年和还未及成年的孩子，能够依然茁壮繁荣吗？如何让他们成长的脚步尽量不受影响地继续前行？我无能给他们做心理和情感预备，至少，我可以帮助他们预备生活能力的独立。独自出门旅行，可能是最快捷最容易操作的实习了。因为在旅行的时候，各种状况都可能遇到。在这样的想法下，我买了机票，将他们空降到一个陌生的但相对安全的国家，我们从来没去过的欧洲。

他们的旅程似乎很配合我的目的。圣诞节次日，将他们送到机场。在夜里，收到孩子的信息：他们已经到达巴塞罗那的机场，但是等不到行李。行李丢了。

又一天半夜，收到他们的信息。新年夜早晨，他们在巴塞罗那机场准备登机去塞维利亚。取票时却被告知，买的机票是 1 个月以后。这个错误要感谢妈妈的化疗脑袋。我临时帮他们上网买票，却发现当天的机票和火车票全部售光。而接下来的旅馆和行程都是一环扣一环安排好的。想象两个孩子被困在陌生的机场，我却想不到任何的办法能帮助他们。孩子们自己订票安排的一切都没有出错。出错造成这种困境的是妈妈。我被自责和沮丧紧紧捆住，我想："这个世界如果没有我，会更美好。"

后来，孩子们告诉我，他们在机场，走去每一个航空公司的柜台询问，终于买到了当天的机票。晚了一些时间到，错过了一场预定好的表演，但至少安全地继续下面的旅程。

两个孩子在陌生的机场，遇到这样意外的情况，却没有任何的依靠，他们是不是心有恐慌？ Andy 是不是还是一贯的随遇而安？从这些处理意外的经验里，他们得到了什么？我不得而知。我没有过和他们细细交流的机会。

从机场接他们回家的时候，已经是深夜。第二天一早又送去机场，去洛杉矶参加 Andy 的排球比赛。19 岁的 Leo，第一次正式承担作为家长的责任。当他们从洛杉矶返回的时候，我已经住进了医院。

　　我、Leo、Andy，我们三个人各自奔跑在自己的跑道上。相对独立，看顾好自己，是我们之间最大的也是最需要的相互扶持。

18. 你走过的路

现在的我是那时的你。

新年之后，我再次住进了 12 层。

"你活下来了！"上一次护理过我的护士看见我，似乎很惊讶，心直口快地叫，很欢乐。

上次经历各种并发症，死生一线。

"你很幸运，能做干细胞移植。"她说。

是的，有机会做干细胞移植的病人都是幸运的。

这一次，我将在这里生活一个多月。这段时间，身体将会经历不可预知的挑战。我可以选择消磨时间，不留下痕迹。毕竟对很多人而言，糟糕的经历如同梦魇，许多人会选择忘记。然而，我也可以选择充实地度过，留下一些坚实的印记。选择如何度过，全在我的一念之间。

基于上次住院的经验，我这次带的东西精简了不少，尤其是书不带那么多了，衣物则完全不带。我计划把生活排得满满的。我搬来了希伯来语课本继续上课写作业。带了毛衣针和毛线，在姐姐的指导下给孩子们手织毛衣。妈妈亲手织的毛衣里，藏着其他代替不了的温暖。我还带来吉他和琴谱。我的二脚猫吉他技术，不管朝辉怎么指导，永远都在初学阶段，但也足够让我沉浸其中。加上电脑、书、笔、本。这些事情足够让我在不同的模式之间切换。

虽然将会经历什么是全然未知的，但是，这次住院有新生命带来的希望和欢喜。第一次住院的思想主题是准备死亡。这一次住院，思想主题却是准备新生。艾伦医生告诉我，干细胞移植过程死亡的例子极少。所有的可能性，他们都有应对方式。

为移植做准备的治疗新年过后 1 月 4 号开始。连续三天注射药物让口腔上皮细胞增厚，为减轻一定会发生的口腔溃烂。接下来住进医院做 5 天的全身放疗。然后用小剂量的化疗消灭所有剩余的造血细胞。之后是 17 号的移植。

住院的当天，安排了颈下埋管的手术。这种埋管比上一回做的胳膊插管要复杂一些。埋管是半永久性的，七天以后伤口愈合就可以不戴隔离胶布，也可以带着回家。

我被推进手术室，自己从床上爬上手术台。这是我第一次见到手术台，窄窄的一条。护士说："我给你半剂量的镇静剂，你可以睡觉。"

因为镇静剂的缘故，我半醒着，身体很放松。护士和医生用一块隔板挡住我的视线。在隔板的另一侧，医生一边操作，一边告诉我他正在做什么事。

"我打麻醉剂，你会刺痛。"他边推药，边念念有辞地说，"哒哒哒哒……"

"你会感觉一些压力。"他大力地在胸前推呀挤呀塞呀，估计是把东西塞进皮肤下面。"若不是大力气，还真不能做这个手术"。我半醒着这样想。

"你这样，"医生指导我，喉咙发出像小蜜蜂一样的低低的"嗡——"的声音。他正在从颈下的开口处将管子插至胸腔中心临近心脏的大血管中。医生有各种小花招帮助身体淡化不舒服的感觉。

如何离开手术台我已经意识模糊了。

朝辉从没跟我讲过这些细节。我自己经历过同样的手术才知道，原来当初我在马路旁等待的时候，他正在经历和感受这样的细节。

第一次住院的时候，我发现自己在无意识地模仿朝辉生病后的一些动作。比如，坐在马桶上的时候，胳膊直直地撑着身体，上眼皮使劲用力挑，以至于眼睛瞪得大大的。比如，默不作声地走到窗口，伸出手按在窗台上撑着身体。后来我意识到，并不是我在模仿，而是身体虚弱加上瘦，自然地导致这样的动作。

我的头发长出来了。化疗掉头发后，头皮软软的，没有一层扎手的毛毛。新长出来的头发细细软软，毛绒绒的，有些乱。和朝辉化疗后长出来的头发一样。

住院后的第二天开始五天全身放疗。

朝辉在同样的地方做过放疗，但是我没有进来过。巨大的放疗机器如同科幻片里的未来空间，绿色的定位激光射线在房间里穿织。我在一个貌似按摩床的床上躺下。按照前一天测量的定位，放疗技师在上方悬两块和我的肺形状一样的重金属块，用来降低射线对肺部的伤害，以免得肺炎。放疗要进行 40 分钟，这期间我需要一动不动。

朝辉在同样的地方，做过同样的事。现在，我在把你走的路，完整地走一遍。

"低剂量的全身放疗，没有什么不舒服。"放射医生可能想尽量减轻病人的心理负担，说得很轻松，"长期的影响是有些人会得皮肤癌，但不是什么大事，切了就好。接受全身放疗的人年老的时候容易得白内障。"

"我们的目标是让你得白内障。"技师开玩笑说。

不联系场景的话，听上去貌似恶毒的玩笑，但在这个时候却是最美好的祝福。如果五年不复发，可以算治愈。如果有机会得白内障，也就是有机会变老，也就是我被治愈了。

两个技师合作做放疗，他们尽量将我弄得舒服。给我裹上两层加热过的热乎乎的毯子，将加热器放在床的附近。第一天的化疗后，技师艾米问我："你喜欢听什么歌？"我想了想说："Jay Chou."

难为在英文网站有中文歌手的歌。第二天做放疗的时候我睡得又香又暖，耳边是周杰伦的歌。走的时候，坐上轮椅，护士拿出新的加热过的毯子再将我裹好。在我的住院期间，有很多这样体贴入微的暖心点滴，并不在工作流程里。

入院前注射了三天让上皮细胞增生的药，这使我的舌头肿大，嘴巴眼皮下巴都是肿的。我想，住院期间想要充实生活的野心与不可预计的身体感觉之间，将会有有趣的相互成就和相互争战。

前五天除了每天 40 分钟的放疗，并没有其他安排，身体也没有特别的不舒服。只是我的脸看起来像吴孟达，伸出舌头像白晶晶，舌头被厚厚的白苔包裹。靠刷脸登陆的苹果手机，已经认不出我了。

下午吐了。瞬间把我送进生病状态。前一天还好好的。住院前，身体恢复到几乎和从前一样，血象也回升。入院的第一天，在走廊里走路我都觉得不好意思。因为我的身体好好的，走那么快。

　　然而生病的状态，有一种沉静。这样的沉静，让我感受到与自己亲密接触，与神亲近。

　　每次取脊髓液的时候，医师都要顺手注射入脑的化疗药。化疗药对脑子的效果非常明显。我不记得近期之前发生的事情。但我可以非常清晰地记得其中的一个小细节。比如，我记得我在左转处，打着左转灯，等待着对面的车走完。对面有一辆车在右拐，前方在修路。这种小细节会在脑中无比清晰地复原回放。因为这个细节，我知道我去了 Berkeley Bowl 买菜。可是，我从哪里去？为什么要走那个方向？是去什么地方顺路？我完全想不起来。

　　我睡了几乎一整天，身体感觉就像是刚刚泡了热桑拿那种懒懒的累。

　　放疗到第三天，我乖乖地吃了止吐药，因为前一天吐了。前两天护士送我止恶心的药，都被我拒绝了。我想，虽然恶心是放疗的常见副作用，但没有人会知道我这个个体会怎么样反应。全身放疗五天。我每天做的事情只是吃饭洗澡和睡觉，连输液都没有，我原以为会很好过。

　　放疗射线的缘故，脸上原本淡的雀斑凸显出来，很丑。

　　放疗第四天。身体疲惫，脑袋像不流动的水，灵魂焦灼不安。

　　倾听身体的声音与自律之间在微妙地争战。不知是因为脑袋还是因为心情还是因为疲惫，我总是保持同一个状态一动不动，仿佛任何动作变化，都需要巨大的启动能量。

　　我望着窗外山坡上高高的桉树。因为树枝动，我知道有风，风推动了树枝。如果忘记这些硬的理性逻辑，我看到的是两个树枝轻轻地碰触、分开。都是生命，是灵性，是能让心尖颤抖的瞬间，是生活下去的力量，是弱小却不灭、柔软但无尽的力量。

想得太多，人太硬。还是要柔软。柔然下来才能够感觉，感觉你的抚摸，感觉青草的颤抖传到心尖，感觉树梢的摇曳成了肩上的拥抱，感觉天、云、海、风。早晨有新鲜，有新事。夜晚有平安，有宁静。一天的日子有它的韵律。

放疗结束的时候，我开始做化疗，杀死所有余下的造血细胞，包括好的和坏的。

听到雨声了，敲打着窗棂。一天都在下雨。但因为在高层，看不见雨，看过去只是一片雾蒙蒙。

我出门去家庭室，在那里蹬了一个小时的自行车。回来背了希伯来语单词，写了一半的作业。

我去走廊走路。走廊尽头挂着一幅大画框，画框里打印了颜色和大小各不一样的各种鼓励人的短句。最大的一行字进入我的眼："It's great to be alive（活着很棒）。"

"真的吗？""我不无苦涩地想，"写下这句话的人，一定没有正在经历当下我正经历的。她／他也没有沉下心和灵魂，去感知在不同状况下活着的人的感受。人不知死是如何，不知有时候死，可比生好？"

怎么样的身体难受？这是无法从别人那里传达的。只有自己亲身去经历才能够了解这个体验，并且了解之后，大脑很可能会保护性地清除这段记忆。

"让人真正疲劳的，不是苦难，而是苦难的轮回。"莫言在《生死疲劳》里写道。

可能苦难在轮回。显然这次我的情绪没有上一次那样平和和喜乐。

头上刚长出来的绒绒毛又在一夜之间落光了。

19. 绝不坚强

风太大的时候

想战胜风，就会被吹折

如果风吹得人都站不住

坐下就好了

如果还觉得风大，倒下就好了

如果突然趴下了，就一直趴到风停的时候

不久就会停的

——某个日本动漫

夜里一点半，我起床去取放在窗台上的毛衣针。昨天姐来看我坐过的椅子被折叠起来立在墙角，我不小心碰到。"咣"地一声响，在寂静的夜晚，格外响亮。

一秒钟之内，我的房门被推开，乌泱泱的一群护士往里冲，我被吓住了，呆若木鸡。他们也石化了。最前面的个子矮矮的男护士，保持冲锋的姿势，揪住门把手呆立在那里。一改平日见的和颜，各个如临大敌般地神色戒备。

"我……不小心碰倒了椅子。"

护士们没有人说原谅我的话，默默地离开了。一位年长的护士留下，顺便测我的生命体征数字。

"这种声音听起来最可能是病人摔倒。"护士们的迅速反应显然这方面受过强化训练。并且我的房间紧靠着护士台。我能够理解他们为了我碰倒椅子而白白紧张的反应。

在护士听起来，这样的声音常常联系着生死。

上次住院期间，对面走廊病房的一个病人摔倒了。后来得知人没有抢救回来。

前一天，姐由师母陪同，在对面楼的诊所取骨髓干细胞。那天，我的放疗和化疗都已经结束，是我的休息日。"如果现在取你的骨髓，它就像一块光秃的土地，里面什么都没有。坏细胞和好细胞都没有。"住院医生解释。光秃秃的骨髓，准备播下来自姐姐的生命的种子。

姐因为血管不够粗，早晨来医院里做了临时性的颈下埋管。取干细胞花了差不多 5 个小时。血液被抽出来，经过巨大的机器，将干细胞采集出来，余下的再送回身体。热热的血抽出来，经过长长的过滤系统，再输回身体的时候，血液已冷。这样的反复，抽取了很多热量，她感觉很冷。多亏有师母的陪伴加翻译。护士给了加热袋和加热毯，但也只能稍微缓解一下。中途还发生了肚子痛，闹肚子。不得不在床边用便器，因为大的采集机器没有办法移动去洗手间。

取完，姐来看我。我给她留了哈根达斯冰淇淋。是午饭留下来的。哈根达斯冰淇淋是医院菜单上唯一奢侈的食物。姐看起来没有什么异样。因取干细胞的虚弱，可能要一些时间恢复。

1 月 17 号，第零天。

今天是一个郑重的日子。之前许许多多的人在背后的准备都是为了今天的时刻。

"这是你的干细胞。"护士拿着一小袋红红的血浆，走进我的病房。

"这是新鲜的哦。我们这里很久都没有用过新鲜的干细胞做移植了。"护士说得好似什么好吃的。通常捐献人远程取干细胞，冷冻了运来。因为中华骨髓库不在联网，才让姐飞来给我新鲜的。"冷冻的干细胞有股浓浓的大蒜味。"

那一小袋红色的液体，无比的珍贵。那是给我重生的种子，来自于一双父母的另一个遗传。

准备的过程漫长繁琐，但实际接受移植过程却是这样简单，像简单输血。

傍晚，我正在躺着休息，有人敲门。门开了，呼啦啦涌进来一堆护士。最前面的是负责我的护士杰西卡，她的手里端着一个大托盘，上面放了一个小小的蛋糕，插了一根小小的蜡烛。

"祝你生日快乐，祝你生日快乐……"护士们一起唱起生日快乐歌。

被意外的生日快乐歌和蛋糕感动到了。护士们给我的这个小小的仪式，让我更加感觉到今天是我的重生之日。从此以后我的生日。

吃完蛋糕，我出门在走廊里走了很多圈。

又过了一天。我在走廊里走了 5 圈，再也走不动了。大舌头。消化道从头到尾都像是在发烧。身体进入求生模式。

吃药，吐了。早晨吃下一碗燕麦粥，晚上试着吃了几口鸡汤面。嘴巴疼，喉咙痛，胃不舒服，闭上眼睛就做梦。

医生说，移植后第四到五天是底谷，盼到了第四第五天，又说第六到八天是底谷。也有护士说十天以后才能好转。

移植后第七天，晚上睡得好。醒来喉咙更痛。但是头脑却清晰了，有微风吹面将雾吹散的感觉。

移植后第八天的晚上发生了眩晕症。其他都好。我织毛衣，写作业，弹吉他，看书。

生病的人是孤独的。虽然有我一直在陪伴，那时的朝辉一定是孤独的。现在的我，理解了他的孤独。那是我无法与之同行的孤独。他的痛，他无法让我知道，他便不说。他睡不着，闭着眼睛半躺着过了一宿。我担心。他对我仰起脸，给了我一个甜甜的让我放心的笑，说："没事，我休息了。"他这样说，只是为了让我的担心放下来。他身体的痛，我走不进去。

现在，我走进去了。我把我错过的，都走一遍。

现在，我睡不着的时候，也会像他安慰我那样，对自己甜甜的安慰的笑笑，说："没事，我休息了。"

我充分发挥创造力，用各种各样的姿势帮助我睡觉。一个有效的姿势是将椅子拉到床中间的位置，把脚架在椅子上，身体横着趴在床上。这样，可以把头耷拉在垃圾桶上方。夜里德瑞克进来查房，说："曲女士，每次进来看到你这个姿势我都会被吓到。"

移植到了第九天。今天该见好了吧？可是因为昨晚的眩晕症，头闷闷的，喉咙肿痛更加严重，连带了两耳膜，嘴巴不停流口水，要痛苦地将之咽下，又苦又咸。因为眩晕症，不得下床走动，上厕所需要护士在场，被搀扶着用床边的坐便。

原本安排了今天要输血和血小板，但我的血象指标没有继续下降，所以没有用到。这是个好消息。

我不能吃下任何食物，只能吃冰。护士说，我给你找棒冰吧。

12楼冰箱医院提供的棒冰没有了，她去楼下11层的冰箱找。后来，在楼下冰箱找到半盒已经出院的病人留下来的棒冰。她在盒子上写上我的名字，放到12层的冰箱。靠这些棒冰，我渡过了几天。

后来，喉咙痛更加恶化。如果不小心咽了口水，就像从喉咙发出一连串尖利的箭头，发射至双耳、头顶，直到尖锐的痛慢慢化成钝钝的痛，慢慢消散。咽一口口水的代价是用十几分钟消化这痛。我想："够了。"我放弃吃和喝。希望靠着身体的库存能够渡过这些最难的日子。不睡觉的时候，我织毛衣，写希伯来语作业，看电影。走路也很难。

护士一遍遍劝我用止痛药，说："很多人这个时候都用止痛泵，痛的时候只要按一下按钮。你却什么都不用。"后来，快出院的时候，他说："我也要告诉其他病人，不用止痛药也可以的。因为用了止痛药会让人头脑不清楚，容易摔跤。"

医生开了静脉营养液。我拒绝了。护士劝说无果，住院医生劝说无果，营养师劝说无果。最后，搬来了艾伦医生。他的话，我不得不听了。于是每天1800卡路里的大黄袋子。看着黄色的浑浊的液体流进我的血管，我感到恶心。

医生说，如果我自己能吃下一天所需卡路里的50%，就可以不用大黄袋子。这成了我的新目标。每天，我都努力尝试吃，哪怕只能吃下几口冰激凌。

大黄袋子用了三天的时候，我可以吃下一碗燕麦粥了。

第11天，线性粒细胞从之前的0变成0.01。那表示干细胞发了小小的芽。缀在两个零后面小小的1，是新生命，它孕育了11天，冒出了尖尖芽。

第12天，线性粒细胞0.06。

第 13 天，线性粒细胞 0.15。

第 14 天，线性粒细胞 0.22。曙光看见了。

窗外下雨了。喜欢有些迎面的风，将雨吹到玻璃上，流下一道道湿的痕。若没有这些痕，我便判断不出是下雨，还只是天色暗暗的。看着雨，我想起了山里的蘑菇在滋滋地长。起了回家采蘑菇的心思。想念日隐的海豹没完没了的叫声，崖边那棵被我精心修成禅意的松树，间错中露出背后蔚蓝的海。躺在临近的一棵树下松软的松针窝里，透过禅松，晒着太阳看海。

动了回家的心，我就很难关注在当下，自律变得很困难。不想珍惜当下时光，只想盼着明天快快地到，盼着线性粒细胞的回归。这很不好。艾伦医生说，如果连续两天保持 0.5，我就可以回家。这几天是艾伦医生当班，他每天都会带着实习医生来看我。

第 16 天，线性粒细胞并没有按先前的趋势预计，走到 0.5，而是还在 0.23 徘徊。 这让我有点儿沮丧。早饭，慢慢地吃掉一碗燕麦粥和两个白水蛋。什么都是咸的，连喝绿茶都是咸的。

第 17 天，线性粒细胞还是 0.29。护士写下这个数字的时候，心里沮丧，还是不能回家。但是医生发了慈悲，说因为我其他情况都好，打上升白针，放我回家。

出院的第二天，姐带我去家附近的海滩走路。我走不远。从车走到到最近的一个休息椅，我放上自己带的座椅，坐了下来。这个椅子很少见到人坐。可能因为距离开头太近。椅子正对着步道。遛狗的、结伴散步的，三三两两的人从我的面前走过。一个女士经过我的时候，对着我大声喊了一句："Tomorrow Needs

You!（明天需要你！）" 我还未回过神，她已消失不见。

我愣住了。刚刚消失的鼓励的笑容，似乎透着某种神秘。

转过身，我看见身后椅子靠背上彩色油漆的涂鸦："Tomorrow Needs You! "

神迹是真实发生的，只要怀一颗敏感的心捕捉。

20. 死亡与生命

南郭子綦隐几而坐，仰天而嘘，嗒焉似丧其耦。颜成子游立侍乎前，曰："何居乎？形固可使如槁木，而心固可使如死灰乎？今之隐几者，非昔之隐几者也。"子綦曰："偃，不亦善乎而问之也！今者吾丧我，汝知之乎？……"

——《庄子·齐物论》

骨髓移植之后大概两个月，我注意到我的手指甲齐齐地出现一道断痕。随着时间，断痕慢慢地向指尖推进。断痕的出现是一个滞后的历史记录。当身体里旧的生长停止，新的生长还没有开始，它们之间有一个停滞期。这些断痕是死亡与新生命中间的缺口。我盯着这些断痕，好像在实体世界触摸不到的神迹，正在以肉体可以摸得着看得到的方式呈现。它们是旧生命的死亡与新生命的开始在实体上的表达。

死与生，我仿佛体验了一程十字架之路。

若不是被生活推到死亡面前，每日的步履不停中，我们可能不会想或者尽量避免想我们如何去死。随着生命的不断成长，我们学习各样技能、学习处理情绪、学习如何让生命繁荣，然而，没有人教我们，哪怕给一点线索，要如何去死。死亡仿佛只能是各人在人生的旅途中偶遇，或在生命老去的尽头等待。或许因为准备上的缺失，尽管人人都知道死亡是每一个人都无可避免的结局，但是面对死亡，还是缺少从容。对死亡的恐慌与担心，也悄然渗进生命本身的进程。

或许，如果我们对死亡多一些接受和理解，能帮助我们从容面对必定会发生的死亡，也会帮助我们更好地生活。

第一次直面死亡，是朝辉带着我。他握着我的手，跨进了另一个世界。他的手保持着和我相握的姿势，再也不变。因为见证了死亡的过程，后来当我独自面对死亡的时候，它不再是陌生的，我也不再有恐惧。我好似经历了一场真实的死亡演习。这场演习带给我平常生活中触及不到的体验和感悟。在生命的尽头，从一个崭新的回望生命的视角，我看到了我曾经的盲点。有一些谜团似乎豁然开朗；有一些耿耿于怀，变得无足轻重；我曾经的骄傲，成了云烟一样的轻渺。而内心深处的真实——情感、自我、意识、灵魂，成了重中之重，落在生命尽头的实处。

如果我的生命只到这里，我如何看待我的生命？如果我再次回到生命中，我又该如何看待我的生命？

我的律师格瑞不忌讳谈死。他说，他见证过许多死亡——他最爱的母亲，他的妻子，他的好朋友，同事，客户……八十多岁的他依然全职工作，并且每周六加班。他笑着说："你可以说我是工作狂，我不在乎。"出生和死亡是硬币的正反面。他谈起死亡淡定从容，就如同人要吃饭一样平常。死亡这件事，是和其他事情一样重要的事实，却也并不比其他事情更重要。原本就是如此。格瑞说："人在世的生命是滋养灵性生命的营养和路途。"在我看来，八十七岁的格瑞，是一艘桅杆升起的远航船。他的帆满满地充着风，有底气。他的底气来自于他准备好桅杆随时都可以降下。风是他在活着的生命中追求的灵性。思考得足够多和接受，才有底气让他的生活这样地满帆前行，一无顾虑又充满意义。自由年轻丰富的灵魂，御风而行。

不丹被认为是世界上心灵最为平和和满足的国家。据说，他们幸福的秘密在于每一天多次地默想死亡。

也许经历能教给我们做死亡的预备。生命如果有机会走得更远，见到过更多的快乐，更多的痛苦，更多的死亡，可能有更好的预备。但机会不是对所有的人都平等。也许，我们需要多练习思考死亡与接受它。

在我的生命即将枯竭的时候，恰好听到蒋勋老师讲解《齐物论》：南郭子綦是一个修行的人。他修行至一个境界，他的弟子看来，他失去了自己的形骸，形如槁木，心若死灰。人们通常理解的"槁木"，"死灰"，是一种很糟糕，失去希望的境地。 蒋勋老师特地跑去日本看"槁木"，有了新的领悟：原来槁木不是将死，却是内在的生命在暗中发生。我没有亲眼见过槁木，但我可以联想到有一次开车从加州东行，穿过内华达州戈壁时见过的荒漠植物。当青葱的树林消退成苍莽戈壁的时候，地面覆盖起泥土颜色的植物。那些灰扑扑的植物震撼到我的心，它们看上去是那么努力，集中一切力量努力向内生长，不肯浪费一丝力量对外炫耀。而当内在的力量足够强大的时候，也会在泥土的颜色中透出绿色的痕迹。保罗说："我的外形虽然损毁，我的内心却一天新似一天。"这句话，让我关联到自己当下的情形。外在的生命看似死亡，却是将外在的生命表象，转向了内在的生命。外形损毁，而内在生命正在成核、萌芽、发生。外在生命凋谢的时候，恰恰是内在生命最为有力的时候。

　　死亡是在世生命的终结。我无法得知死亡的意义，也无法得知死亡之后永恒生命的意义，于是再次回头望人生，再次思考这个问题："人生有意义吗？"

　　生命有意义吗？ C.S.Lewis 辩论说：如果说生命没有意义，那么人类不可能知道"意义的不存在"。就如同如果世界没有光，那么不可能有'黑暗的存在'。如果人意识到黑暗的存在，世界必存在光。人能意识到"生命无意义"，生命必定有意义。

　　然而，逻辑辩论得到的"生命必有意义"的结论，并不真的能说服我。能说服我的，只能是来自于心的感知领悟，在生命导向中，它常常超越理性逻辑。朝辉离开我以后，我在深寂的虚空中，真切地体会到生命的全无意义。"虚空的虚空，虚空的虚空。"传道书的开头箴言在我的心中震发出巨大的回响。

　　每一个人都有着非凡的求生欲。包括无知婴儿。每一个生命都在紧紧地抓住生命。这种求生欲甚至埋在人不了解的意识之外。我的爸爸在年轻的时候是铜矿的一名井下工人。有一年的五一假期，因为人手不够，他独自一人进了矿井采矿。在井底，部分矿体坍塌。他被矿石砸到头部，失去意识。当他醒来，发现自己躺在血泊中，他爬进了自动运送矿石的矿车，拉响了运矿石的铃铛，便又失去了意识。通常，采矿工人每采满一车矿石，会拉响铃铛，这时控制室的人会开启卷扬机，将矿石运上去，翻转矿车将矿石倒进矿石堆里。如果矿车将他当矿石倒进矿石堆，他绝无生还的机会。就在卷扬机到达最顶端，要将翻转矿车的时候，他奇迹般地清醒过来，爬下矿车，拖着一路血迹爬进了控制室。在控制室进门的一刻，再次失去意识。我的爸爸妈妈一生都在感慨爸爸生还的奇迹。是谁将他在死亡前一刻唤醒？爸爸从昏迷中醒来爬进矿车和从矿车爬进控制室的过程所靠的是人的意志力，但是在失去意识的时候呢？是什么守候着他？求生的灵，种在生命中，超越人的意志。当我在生死线上徘徊的时候，看见我的灵从我的身体里一遍一遍起来，在床边，俯身看我。它不属于意识的领域，超越了头脑的理解。

和朝辉同路抗癌的伙伴圆圆，在生命的最后一刻，依然顽强地努力地活着。我为她的坚强感动的时候，朝辉却问："为了什么呢？"

是啊，观察我们生活中所行之事，每一件事都有其背后的动机和推动力。即便是出于本能，也有某一个超越事情本身的动机和原因推动。人吃饭，背后的推动力是饿，及满足身体需要。人旅行，为了看一看不同的世界，或者逃离当下的生活，或者其他，总之有一个目的。人工作，为了心中的抱负或者赚钱。如果一个人做一件事却不知道为何做，我们往往会嘲笑他是个傻子，一个不懂思想的人：

"哈哈哈，你这样做，却不知道你为什么要做？"

傻子也跟着傻呵呵乐起来。

对于生命最大的事情——求生，却没有人嘲笑自己是傻子，为什么要求生？为什么想长寿？人们小心翼翼地吃东西，推着自己懒惰的灵魂出门锻炼，为了能活得长一些。

我们似乎可以同样地嘲笑说："哈哈哈，你在活着，却不知道自己为什么要活着？"

似乎没有一件事的本身就是目的，除了求生。

如果生命没有意义，那么，用人的头脑怎么理解，人忍受最大的艰难折磨为了求生是为何？人会竭尽全力，只为一个无意义的东西吗？

生存的本身必有一个背后动机。

紧紧抓住生命是人的本能，所以我想它当来自于神创造生命的起初，是神将它种在生命里。用活着的生命滋养内在灵魂的成长，应该是生命存在的意义之一。神给人一生的时间，让人学习成长，最终找到神，成为像神的样子。当人用尽一生的自由却没有找到神的时候，还有最后的机会在那里。

"人在面临死亡的时候，会更多地用自己的心而更少地用自己的头脑。"[8]《谁死？》这本书的作者观察了许许多多人的临终，这样总结。在心的最深处，藏着神造人的时候神的形象。 向外观望的一生，最终要回归聚焦到内在。

曾经，我的希望只在于"生"——治愈、活下去，是我所有的希望聚焦所在。然而，如果没有治愈的可能性呢？希望破灭，是尽头吗？如果人变得很老呢？没有希望吗？从降生到这个世间开始，我们被训练得过于关注这个世界了。我们将一切希望，都放在这个世界上将要会发生的事。真正走过死亡，我的希望不再像聚焦束线，聚焦在有限的"生"的某一点，而是平行射线，照进未来——天堂、永恒。不管是活下来，还是死，一样有光的盼望，我为这盼望而欣然微笑。当生命转为内在的生命，灵魂一直在成长。因为成长，所以有希望。所以，即使一个人很老很老，也有希望。

朝辉问圆圆的坚持"为了什么呢？"我想，我现在或许可以做出我的回答。因为圆圆她在成长啊。不论身体如何毁损，她还在感觉，还在体会，还在思想，她内里灵魂依然被滋养着，

---

8. Stephen Levine, "Who Dies? An Investigation of Conscious Living and Conscious Dying.", 1982.

在成长。

冬火进入了弥留之际。巩晖从泰国给我打来越洋电话，说冬火在清醒的时候想同我讲话。拿起电话，我不知道该说什么。此时的任何语言，都失去了力量。我踌躇着，刚开口，冬火便打断我说："你不要讲话，你听，我说。"冬火的声音听起来很虚弱，因为没有力气的关系，他只能讲短句，一顿一顿的。我听得出他用了很大力气，为了说清楚他想对我说的话：

"我见到了上帝。他说，他要接我回家。但是他说，他会医治你。他说，他会医治你。因为我听到了，但是你没有听到，所以我要告诉你。"

弥留之际的冬火，用了全部力气，确定我收到了这个信息。

值得他在生命最重要的时刻，用他所剩无多的宝贵时间，尽他的力气亲口告知我，这必是一个非常重要的消息。我相信冬火说的事一定是真的。在生死之界，在神秘的灵魂世界的发生，超越了活在泥土里的人们的经验。但是诚实地讲，当时的我，并不知道如何处理这个消息。出于对即将离世之人的尊重，出于对未来世界的敬畏而不得不信？还是真的相信冬火见到了上帝，听到上帝的话这件事是真实发生的？然而在未来的日子里，我越来越肯定，冬火在弥留之际，做了神的信使。

冬火临终时说："我永远活着。"我相信。人既是一定会死的凡人，也是永生的灵魂。就像光，既是连续的波，又是不连续的粒子。就像《《圣经》》揭示的世界，既有因果，又有神秘未知。神的世界是复杂的，矛盾共存。

我相信冬火的灵即将回天家的时候，他在世上牵挂着的人身边徘徊，用难以置信的景象，证明他说的"我永远活着"是真的。

巩晖给我发了一张照片。在墓地开阔的绿草坪后，一道完整的宏大而瑰丽的彩虹出现在天际。这是在冬火正要下葬的时候发生的景象。当巩晖回到家，他们家所在的街道出现了数不清的蝴蝶。邻居说："很奇怪，为什么有这么多蝴蝶？"

我知道。因为朝辉走后，我在红木森林和家里见过。

朝辉和冬火都活着。

在电话里，我对冬火说："你一定会见到朝辉。你和他打个招呼。你们应该认识。"我还想说："帮我捎个信给他。"转念一想，朝辉应该什么都知道。天堂和永恒仿佛与我很近，朋友去那里，变成平常。有一天，也许不久，也许很久，我也会去那里。

第四部分
不求与得着

我们所听于他的
是何等细微的声音
他大能的声音
谁能明透呢？

——《约伯记》26:14

21. 无爱之地

　　我以为我已经知晓了有关人生意义的秘密。然而，当朝辉在另一个世界逍遥的时候，我在这个世界却活得很勉强。"虚空啊虚空，虚空啊虚空，一切都是虚空。"所罗门大智慧的这句开场感叹，写尽一世繁华，却是无比真实。曾经兴致勃勃做的事情变得毫无意义。手工、旅行、朋友聚会……这些曾经带来快乐和满足的事，如今就像华美的袍子爬满了虱子，像马孔多被蚂蚁吃掉的最后一个婴孩，剩下皱巴巴的皮。

　　我想，既然我找不到活着的意义，那么将我的生命奉献给这个世界，奉献给神。我的生命需要转向于服务他人，做一切我能帮助到别人的事。

　　Andy 给我出了一个主意："我们应该给无家可归者做饭。"

　　从帮助别人当中探索生命的意义，就从这件小事开始吧。

　　我做了米饭、韩国烤肉、西兰花、蛋糕甜点，装成一个一个盒饭，和 Andy 开车在家附近常常出现无家可归者的街道转。

　　"先生！先生！"我蹲在一个年轻流浪者的身旁轻声唤他。

　　在地铁站对面的街上，他侧身睡着，但看起来只是闭着眼睛懒得理人，并不是真的睡着。

　　我的姿势引起了路人的关注，一个人停下来问我："他怎么了？需要帮助吗？"

"哦，没有。"我抱歉地笑了一下。我低下头轻声问闭着眼睛的年轻流浪者，"我这里有饭，给你的。"

"有饭"，大概是唤醒魔语，年轻人迅速坐起来，接过我手里递过去的饭盒，等不到我离开，便已经开始大口吃起来，边吃边嘟囔，"上帝祝福你，上帝祝福你。"

看起来，他像是饿坏了但懒得麻烦自己去解决，只好睡觉。

看到他大口吃饭的样子，我感到快乐和满足。我带着 Andy 离开，寻找下一个目标。

我在路上遇见了曾经的邻居，会讲流利的中国话的犹太人简。简告诉我她的烦恼：小时候特别可爱的匹沙被诊断为"儿童多动症"以及阅读障碍。正在四年级的他，因为"多动症"儿童与众不同的特点，不光在学习功课上有困难，在学校交朋友也有问题。

"多动症孩子通常有一些别的天赋。我以前教的机器人班上的一个有阅读障碍的孩子，动手能力超级强。也许我可以帮到匹沙。"我有了一个主意。几个月后，第一期高中孩子带领多动症和自闭症孩子的夏令营开营。一个星期的夏令营极为成功。我们收到了家长和孩子们写的卡片。热烈的感谢是正面的反馈和对我们的鼓舞，我也看到了高中孩子们积极热情的付出努力。帮助有需要的孩子的使命感，点燃了他们天然的自我驱动力。从这个很好的夏令营开头，一个针对神经系统多样性孩子的非盈利组织成立了。我将朝辉的名字放进了非盈利组织的名字里，取名"曦落"，意为太阳落下来的一滴光。曦落的项目从暑期夏令营，扩展到机器人俱乐部参加竞技比赛，及高中学生和小学生一对一辅导。

我做的还不止这些。我细心地观察周围朋友的需要，尤其是心理情感上的隐性需求。我细细地体察，全然无私地给予我认为最实用和无条件的帮助。做这些的时候，我悄然无声，尽量不让人感觉他们在被帮助。经上说："不要让你的右手知道你左手行的事。"

尼采自诩是太阳，光照周围的世界。我想，我的一点点光不成太阳，但有多少热，就散发多少。大人物做大事，小人物就做默默的小事。从朝辉生病到他离世，我从身边的朋友、教会的弟兄姐妹、左右邻居那里得到了那么多的爱。朝辉给了我那么多的爱。这些满满的爱，在我心里堆起来溢出来，让我满心想爱别人，无条件地爱。我全心全意地为我的周围发散我的热。

我努力的方向是美好的。我的行为应当是值得称赞的。邻居老教授穆罕默德看到小孩子们在我家进进出出，好奇地问我们在做什么。我告诉他我在做的事，老教授眯起眼睛说："You are sublime. You are sublime."（你很高尚，你很高尚。）他用了一个珍贵的词"sublime"。从他的夸赞当中，我得到了被肯定的满足。

当我的头脑在做我认为有益的事的时候，我的心却行在另一个轨道上。我越发清楚地意识到，心是不归我的头脑控制的。很多时候，我的情绪和心情完全在我的控制之外，而我只能像一个旁观者，静待一旁，观察和体会它的状态。它的变化有时让我惊奇。

在一切看上去都很美好的时候，有戾气在我的心中渐渐滋生。我不知道它源自何方，也不知道如何管束或者发泄。有一天，愤怒的情绪突然像一个魔鬼把我抓在手里，它失控了。

我被困在狂躁的情绪中，有时甚至想结束我的生命。我当然知道我不能这样做。

被愤怒抓住的我，也变成了一个魔鬼，似乎一定需要嘶吼、咆哮，才不会完全窒息。有一次，我把厨房的墙壁打破了一个窟窿。又有一次，我将所有的椅子都踢倒踢飞，脚背被踢肿，很久都一瘸一拐地走路。在 Albany 山脚下有一棵大树，树上住了一只夜莺，在夜里两点钟，它变换三千五百六十八种不同的叫声。我知道夜里支撑着火车道的水泥柱子有多么结实，仿佛只有它才是世界上唯一的最可靠最踏实的存在。

求生的本能，让我试图从外界得到帮助。却最终发现，朋友们在这个时候躲避我。我猜是因为我想要的帮助，大大地超过他人的承受程度。每一个人都有自己要面对的心灵负担和困境，在只能索要的我的面前，无人有能力给。当超出他人的承受能力的时候，我只会将人拉进去，而人无力将我拉出来。这是一个无法突破的困境。我在黑夜里的高速路上开车狂奔。我给自杀热线打电话。我试图把自己送进精神病院急诊室。

变成狂躁野兽的我，让我自己害怕。为了控制内心愤怒野兽的破坏力，我找到一个办法：我买了拳击手套和拳击袋。

在拳击馆，面对着能够吸收一切愤怒能量的拳击袋，我忘记我身在何处。我忘记我的存在，我忘记呼吸，只感到密集的拳头每一次结结实实地砸进沙袋的时刻，带给我释放的快意。在拳击馆，我肯定不是最棒的，但是我的拳击精神一定是最佳的，以至于教练注意到我。密集的拳带着全部怒气，没有保留地砸进沙袋，他说："对，对，就这样，就应该这样！"

用尽力气的时候，我用尽了怒气，同时也用尽了空气。我扶着拳击袋，眼前的一团黑影在往四周发散，推动了四周的景象往远处退去，模糊不清。我努力让自己不倒下去。我像一条蹦到岸上的鱼，肺似乎是被抽过真空的密封袋，只有一缕空气带着高频的呼啸声，和肺部进行着交通。教练举起我的左手，拉开一些空间给肺部伸展。渐渐地，周围的景象往回收敛，变得清晰，我也回到地上来。

却有另一个更严重的问题：我的生气不知来自何方。朋友们仍然在小心翼翼地默默地关心着我。在公司里，同事和上司对我无比宽容，给我无限度的帮助。所有人都对我好。可是这些好，都成了捆绑我的锁链。因为谁都对我好，这让我想生气都找不到一个理由。我收到那么多关心，那么多帮助。我如此不知感恩，心里只有愤怒。愤怒的原因居然是为什么你们都对我好，让我找不到愤怒的理由？我实在是一个不知感恩的人。

愤怒在心里没有来处，也找不到出口。

我为什么愤怒？缺失了什么？

在我的主动意识里，我很想爱。如果说，我的生命本身没有意义，那么我将生命奉献给世上能用到我的生命的人，这不是美好的吗？这不是神喜悦的吗？牧师也教导我说："不要将眼光放在自己身上，要从服务他人找到生命的意义。"我这样做了。

然而出于美好的愿景，做着美好的事情的时候，我真的满足和开心吗？我承认我的确经历了感觉的良好。然而，我并不真的在爱。我看到我做的饭被大口吃掉而满足的时候，我关心的是"我"。我送给他们一餐，我很满意我做了什么，然而，我没有想他们明天吃什么。若是我自己的孩子，我怎么可能只送一餐？我怎么会不想到，他们晚上会不会冷？明天的早餐在哪里？他们不过是我暂时解决我的问题的一个被利用的载体而已。我以为我在爱这个世界，但是我的心是空的。我对世界的爱像装在瓶里的鲜花，它没有根。

有一次在犹他峡谷徒步，到天黑的时候也没有找到过夜的营地，于是临时在路边的树林里不搭帐篷，露天而睡。没有帐篷最怕的是荒漠里的蛇。它们寻找温暖的地方，在人睡觉的时候喜欢钻到睡袋下面。晚上没睡着的时候，我一直都在想象一条钻进我睡袋下面的蛇。有理性但内心没有爱的人像蛇。她想被温暖，却自己没有体温温暖别的人。

一个人可以高尚，而无爱。可以做着多么美好的事，心里多么冷漠。我的心是沙漠。一个不够忠诚不够深入的灵魂，单单跟随着教义和教导做着浮于表面的事，终将枯竭。一个人若不是独自从心灵中追寻，是可以出于错误的出发点，做对的事情。这不是真的神喜悦的事。

生活的这些年，我遇见过许许多多忘我奉献的人。伯克利童子军 24 部队的领队戴维很让我和朝辉感动和尊敬。他的儿子多年以前就从 24 部队毕业了，而他留下来一直做领队。一波一波的孩子，从嫩脚童军成长到鹰级童军，戴维跛着腿，跟着孩子们做一次又一次的徒步、野营，耐心又严肃地陪伴着教导着。这是完全的义务工作，是不求回报的付出，是他的使命。然而，这样的付出，需要在内里有无限的力量。这样的力量，我没有。

从前，我知道朝辉无条件地爱着我，于是我也放心地全心全意地爱他。他是我的爱的源泉。可是，朝辉不在了，爱我的人没有了。而我，还没有学会爱自己。

若没有爱自己，如何爱他人？

"我"在哪里？

22. 最远的路

"我都没有为自己活过一天。"我从他人那里听过这样无奈又悲哀的人生总结。这样的人生，似乎有重要的东西缺失了。

我是一个好人。"她人可好了。"在不同时期，我都听说过别人对我有这样的评价。"对人好"，是我的天然属性，还是只是我从被教养的环境中习来的与世界的互动方式？二者之间或许没有清晰的界限。然而，我清楚的是，我习惯性地提供给别人，习惯性地对人好。为了对人好，或者"看起来好"，我习惯性地忽略我自己的需要。

"耶稣先爱了你，你怎么能不爱祂呢？"主日讲台上，牧师用了强烈的充满感情的反问句，充满了劝告人的力量。可是，到了我的心里，像海浪冲进海边的洞穴，发出中空的回响。虽然充满了力量，但是空洞。没有心的接纳，它像是口号。

我很想做一个信仰坚定的基督徒，做让神喜悦的孩子。可是，无爱的行为让我变成了愤怒的魔鬼，只为他人而活的做法让我内心苦涩。

我必须对自己诚实。我必须承认，我不是一个好人。我不是一个内心有爱的人。我需要的不是做什么，而是从内到外的宽厚笑容，满足、宽容和爱。我要往深处找寻。一个人若非心在那里，做的终将只能是表面的事。表面感觉良好，实际内心枯竭。我必须对自己的心完全诚实，让我的心到那里。

我不再关心他人，不再服务他人，不再为神奉献自己。

Leo 小时候，初为父母的我们战战兢兢地照着书本养育他，学着别的父母，教给他"要分享"。Leo 最爱托马斯小火车。有一次他正在玩托马斯小火车，来家里做客的小猪也想玩。小猪伸手要，Leo 本能地迅速把他正在玩的托马斯递到小猪的手里。但是，这显然不是他心里想做的，而是被我们教导的规矩。他很恼火，却不知道如何处理他的情绪。接下来，他抓起一块玩具，使劲砸火车小轨道。小猪吓坏了，丢下小火车跑到他妈妈那里。

这件事让我们很自责，意识到我们教导的错误。在美国，许多孩子学会说的第一个字是"我的"，所以在教育理念上特别强调要"分享"。我们不能教条地直接拿别人的理念教自己的孩子。从此，我们改变了方式。并不因为别的孩子是客人，就要谦让。我们从强调教 Leo 要谦让有礼貌，变成告诉他说："等你自己准备好了，才和人分享。大家每个人都有轮流的机会。"如果 Leo 正在玩，别的孩子来抢，朝辉会出面干涉，保护 Leo 说："等一下，等 Leo 玩好了再给你。"Leo 没有因此变得自私，反而孩子们有一个公平的轮流的规矩可以遵守。

我要像朝辉保护 Leo 那样，保护我自己，等我自己准备好。

在和朝辉抗癌的路上，我不敢有疑问。"你们的信心若像芥菜籽那样大"，"你们若对这山说，投到海里，神也必成就。"经上是这么说的。我让自己相信得彻底。因为信心与祷告得应允有直接的神秘联系。我和朝辉一起参加过一个网路会议，听一位晚期癌症患者基督徒的见证。她的癌症已经是很晚期。那时候，肿瘤造成的腹水让她的肚子看起来像怀孕几个月。这位姐妹双手做出一个球状，对着她的腹部："同工让我把摄像头对着我的肚子。他们就对着我的肚子祷告。"第二天，腹水神奇地消失了。再次去看医生的时候，检查结果发现她原先扩散到全身的肿瘤完全消失不见。

凭着我们的信心，凭着这么多爱他的弟兄姐妹的祷告，这样的神奇也能降临到我们。朝辉是那样单纯的信主爱主的人。那样美好的人，有人比他更好吗？

但是，他没有被医治！为什么？

如果不是我相信得那样彻底，我可能也不会跌倒到这样惨烈。疑问像层层蛛网将我缠裹起来，挣脱不得。如果要脱离困境，我意识到，对我的信仰我也必须诚实。

我真的相信神吗？

我放弃了"听话"，也放弃了听从牧师长老在《圣经》上的教导。我必须诚实地向内心深处叩问：

我真的相信神吗？

❋ ❋ ❋ ❋

我的最大的疑问来自于祷告。祷告是基督徒最为常见的操练。当人遇见困境时，祷告变得尤为重要。困扰我的问题是：

我曾经相信祷告与信心会让不可能的事变为可能。大家都爱朝辉，一直切切地为他祷告。我们现在的教会，我们从前的教会，其他教会在主内的朋友……主耶稣说："若是你们中间有两个人在地上同心合意地求什么事，我在天上的父必为他们成全。"我们也确确实实地经历了许多大大小小的"神迹"。然而，如果我将它当作科学实验，用数据总结规律的时候，回顾这19

个月的祷告，我并不能看出祷告与效果的关联。该发生的药效发生着，该有的副作用一样不少，不论你是否是基督徒，不论是否有齐心祷告。

我不否认，祷告带给我们力量。借着祷告，我们一路都有盼望、喜乐和平安。然而，祷告的意义，只是给人信心和盼望吗？若是仅仅如此，如果我坚定无疑地相信一个美丽的谎言，岂不是也能达到同样的效果？我的身边有一些并不是基督徒的病友，他们没有信靠神，没有祷告，但同样有积极和乐观。

"日头照着好人，也照着歹人。"神的恩典降在基督徒身上，也降在非基督徒身上。

在朝辉抗癌的一路，每每牧师问我："有什么需要教会帮助的？"我的回答总是："请为我们祷告，这是我们最需要的。"

得知我患了罕见的血液癌症以后，牧师问我："有什么需要帮助的？"我回答："请不要为我的身体和医治祷告。"

祷告与被医治有关联吗？如果我不相信，那么我不要这样的祷告。我必须诚实。

我曾经对我们从前教会的牧师丹诺坦诚过我的疑问。丹诺没有回答我的疑问，但他却用作为牧者的包容，开解我的自责。他浓重的德州口音虽然已经被淡化，却抹不去，听起来像西部片。哪怕听众只有我一个人，他也讲得抑扬顿挫："因为你是一个认真追求真相的人。这说明你没有轻看你的信仰。"

从祷告的疑问延伸出另外一个疑问，关于恩典见证的疑问。

我听到过一种说法："如果你先将一个人打得遍体鳞伤，打断他的腿，再扔给他一副拐杖。他会因为拐杖感激你，而不是因为被打埋怨你。"

　　我听到许多关于在苦难中，如何得神保守的见证。我想问："难道不是神让你进入到苦难中吗？为何只为得到拐杖感谢神，但不为苦难的发生同样感谢神呢？如果说不好的事情发生都是撒旦所为，怎么知道这不是出于人的解读呢？"

　　作为一个基督徒，似乎不应该问出这些问题。作为基督徒，我们决志信主的时候，人主动做了一个决定——去相信。这个"决定"，定义了相信有假设条件。"相信神"，"相信《圣经》是唯一真理"，这些假设是先决条件，不可以怀疑。

　　如果这个假设是错误的呢？那么在这个假设之上的所有一切岂不是都没有了根基？做科研的方法，常常是提出一个假设，然后证明这个假设是对的。如果这个假设是对的，那么基于假设之上的推论便是对的。

　　我必须怀疑我的假设对与否。我不再怕我是否会因为我的怀疑而冒犯神，不再怕我是不是真的基督徒。如果神是又真又活，那么不管如何质疑，都不可能动摇它的存在。如果不是，那么我也不在乎我将会去哪里。

　　我不再隐藏自己心中的疑问。我走进内心深处的安静之地，聆听那最细微最原始的声音。每一个人的内心深处都住着真实，不被尘世沾染的纯粹的真实。我要让这样的真实带领我。

　　Andy 的心理治疗师艾莉娅邀请我加入他们其中一次的治疗疗程。当中，我提出我对 Andy 的观察意见："我觉得 Andy 不关心我。我觉得他自私。"

　　艾莉娅对我的无知表示惊讶，做了一个夸张的表情，说："青少年就应当是自私的呀。这是他们成长所需要的。"

　　我突然理解了。我们每一个人都需要经历自私的过程。只有经历了自私，自我成长、茁壮后才能够服务他人，服务世界。

我需要寻找我的心思意念与灵魂的合一。我放弃了一切形式主义上的"听话"。我细细寻求我的心，遵循我的心意，不做任何世俗道德观绑架我做的事。 我允许自己不是一个事事为他人着想的"好人"。我全心全意地自私。

做父母的，常常怕孩子走弯路，想要尽可能地传授给孩子自己宝贵的人生经验。Leo 的好朋友丹尼尔在青少年的时候，对他的爸爸妈妈说："我知道你们说的都是对的。我想的可能是错的，可是这是我自己的决定，即使是错的，我也要这样走。"

错的路可能是更远的路，但更可能的是，它是必经路，是最近的路。

23 最近的路

有一天，当你想起他的时候，眼中的泪会变成嘴角的微笑。

四月，信箱里收到了一张明信片，娟秀的女孩子笔迹。明信片是两个月前寄出的，从墨西哥一个叫瓦哈卡的地方。

雅芳在路上已经快一年了。按明信片寄出的时间推算，她现在应该已经到了危地马拉或者更南。我正在家中经历骨髓移植后为期三个月的的隔离恢复期。一个笑笑的邻家女孩和她的黄色小单车，在路上经历了什么？小小的明信片上，是一片平静的湖水和两只湖边沐浴夕阳的鸥鹭。看不出地理特殊性的标志。短短的几行字也没有透露什么线索。

再次见到雅芳的时候，是在台湾大学校园合作社的旁边，一个被榕树环抱的亭子里。雅芳从合作社的窗口买了鸡蛋饼和水果茶，请我吃早餐。相比最初见到时有些怯怯的邻家女孩，她的面容看上去多了些硬朗和粗粝。她刚刚完成地球从北至南的穿越，回到台湾。她比原计划中到大陆的最南端又多走了一点儿。因为遇见了邮轮出发前最后一分钟打折，让她买得起去南极洲的船票。

我们的相聚颇有戏剧性。初次见面，在北美的阿尔伯尼，我刚刚获知癌症的消息，她上路不久。再次见面，时空置换到台湾大学。她骑单车从阿拉斯加到南极洲，我则经历了一场生命的洗礼。我们如各自在时空画了一个弧线，弧线两次相交，在相交的刹那，映照对方。

我想象在这长长的一年半的时间，一个女孩子蹬着黄色的小单车，几乎每天都孤独地行在路上。最平常的事情是低头赶路、找夜里的营地、找第二天的餐食。有过高光时刻，遇见美丽的风景而短暂驻足。遇见许多有趣的人，接受善意的帮助。也有过风雨寒冷，推着链条坏掉的车子走 20 里路的困苦。

地球从北到南的单车穿越，是一件多么酷的事。人们在远处看着，羡慕着。可是，真正的旅程，却是心灵的。在长长的孤独中，从大陆北端到南端，陌生的国度，陌生的语言，陌生的饮食，鼓起勇气走进道听途说的可能危险中，在这当中，心灵会经历一个怎样深刻的、美丽的、真实的、专注的旅程。在这样的旅程中，心灵就像是一个父母平常无暇陪伴的孩子，此刻得到独属她的高质时间，得到没有分心的关注，全部的爱。

如果我问雅芳说："你找到你想要找的东西了吗？"

雅芳会抬起眼睛，头不抬，她的惯有表情，问询地看着我："要找什么呀？"

《朝圣者之旅》这个电影，记录了几个人结伴走路的故事。每个人上路的时候都带着一块石头，走到最后的目的地将它放下。每一个走路的人，都有独特的故事，有要从旅途中找寻、得到、放下的东西。雅芳告诉我，她辞掉工作，用所有的钱上路完成这个旅程。我想："要么是感情遇到挫折，要么是人生有重大创伤。"

雅芳笑笑说："我没有耶。就是想去做。"

雅芳在大学里学的是会计专业，毕业后一直做会计工作。

但她真正想做的职业是整理师。回来后她准备时差倒好了就着手开始整理师的职业。"在路上虽然我的东西不多，其实也是断舍离的操练哦。我整理过几次，扔掉不需要的东西，添置需要的东西。"她笑着说。

有一天，我接到了麦吉的电话。朝辉离开后，麦吉给我寄过卡片、照片、蜡烛。我却没有回应。麦吉全家刚刚结束在土耳其的旅行回到家。

"杰森从护士学校毕业了，我们的旅行是为了庆祝他毕业。"麦吉向我宣告这个好消息，"他已经在癌症中心开始新的工作，当护士。"

麦吉的先生杰森是朝辉的好朋友。"你知道吗？我选择去癌症中心，是因为来自朝辉的感动和激励。"杰森的声音在电话上插进来。我能想象到电话的那一端杰森弯弯的眼睛，即使嘴角严肃的时候，眼睛也严肃不起来。这让他看起来总有些长不大。

杰森和朝辉同年。他是耶鲁大学法学院毕业的律师，也是一间律师事务所的合伙人。在朝辉生病的期间，他们全家搬离了加州。我知道那时候，杰森做律师很不开心，说过可能改行做护士。我以为他随口说，没有想到他会真的这样做，并且做到了。做了十八年的律师，重读护士学校，做一个入门级别的护士，这样的落差转行让我惊讶。

"做律师的时候，走路都鼻子高高的。现在却要去给人擦屁股。"麦吉强调了一下，"真的是字面意义上的'给人擦屁股'。"

从前是西装革履的出庭律师，现在穿着护士服在癌症中心的病房奔走照顾病人，还要常常接受被比他年纪小很多的护士指导和批评。他怎么做到的？

"放下个人野心，学习谦卑。"麦吉回答我说。我想起来有一次朋友评价朝辉说"他完全没有个人野心"。朝辉是谦卑的。

做儿童心理治疗师的麦吉，真心真意地为丈夫从资深律师转行为入门护士的选择而感到骄傲。他们是耶鲁大学读书时的校友，我从没有在他们身上看到过名校毕业的骄傲光环。他们那么普通。

"他拿到护士证书，并不是多了一项成就，而是关于生命的成长。"麦吉说。

是的，生命的成长。

孤独需要用时间去积累。心灵的孤独在流逝的时间中，渐渐沉淀。心中真正的想法，就像淘金者万用小碗里的金子，在流逝与沉淀中显露出来。

住在瓦尔登湖的梭罗说："我来到这片树林是因为想过成一种省察的生活，去面对人生最本质的问题，看看是否有什么东西是生活教给我，而我却没有领悟到的，想知道假如我不到这里的话，当我临终的时候，会不会对自己没有经历过的生活毫无察觉。"

他在树林里的孤独中居住了两年两个月零两天，写下了《瓦尔登湖》。

时间是一个奇妙的东西。它无形，它悄然，它不存在于我们感官能感受到的三维世界。我们能够感受的只能是此时此地的当下。当下之外的时间，只能靠回忆或想象而存在。时间的存在让人不容易觉察，所以我们往往不容易看见时间的作用。然而时间积累的力量却让人惊讶。

朝辉走了。我在一本哀恸疗愈书里读到这么一句话:"有一天,当你想起他的时候,眼中的泪会变成嘴角的微笑。"我想:"这怎么可能?!"

但是,时间证明这句话是对的。果真,眼中的泪变成了嘴角的微笑,变成心中的温暖。

缓慢的时间,遥远的路途,那是最近的路。

24. 日隐

从湾区往北一号公路上靠着海的一侧，有一片被松甲虫摧残的松树林，从南至北蔓延了跨度半个小时的车行。原本高直笔挺的松树，大多死去。有一些还顶着稀落的暗绿色枝条，却也活得看上去很勉强。这片松树林从当中直直地切出细狭的一条，延伸至海边，是我的日隐。从一号路上看不见的是，靠近海边的松林没有受到松甲虫的影响，但受海风影响，长不高，粗粗矮矮的。它们被遒劲的海风扭成各种奇怪的形状，像被施过魔法。几棵粗壮的树被风吹倒在地上，树干横着埋在土里，继续生长。新的枝条往天空的方向去，笔直粗壮得如同一棵新树。地上落了近百年的松针，厚厚的，不见泥土。

在身体被煎熬的日子里，想念日隐，给我带来一些安慰。新的干细胞，让日隐成了盼望。

我和朝辉商量墓地的事。那天我们在"加菲"街从南往北的方向走。腰疼导致他走路有点点跛，但是疼痛没有妨碍到不能走路。街道一如既往地安静。今天和昨天没有什么不一样。如果想得不远，明天和今天也没有什么不一样。

"我们去红木森林找一棵红木好不好？"我问朝辉。

"开车三个小时，太远了。你和孩子们要是想看我，不方便。"朝辉想的总是周到。不像我，想起一出是一出。没有经他同意的事情，我从来不敢做。我依赖他的考虑周全，他也总能在他的考量中担当一些风险，尽量满足我的各种奇怪想法。

他停下来看着我："我的身体不过是我在世上穿旧的衣裳，我不在乎。反而是你和孩子们想怎么样，你们想怎么样都好。"

他继续低头走路。慢慢走，慢慢想，慢慢和我说，交代一些他走以后的事情。他突然抬起头，对我展颜一笑，说："顺便减个肥。"

他一笑，我便懂。朝夕相处足够久才会懂的梗。

少年童子军的领队鲍勃是一个满脸络腮胡的大胖子。野营的时候守在篝火旁，总是他讲笑话。他的声音低沉浑厚，把笑话讲得像恐怖故事，把恐怖故事讲成笑话。孩子们都喜欢他。他的妻子苏是一个亲切平和的美丽女子。刚搬到加州加入新的童子军队伍，我们谁都不认识。野营的时候，站在河边，苏主动走过来和朝辉讲话，帮助我们融入这个队伍。朝辉对苏一直很感激。他们夫妻俩是琴瑟和谐的一对，让人觉得特别美好。几年前听到苏突然因病去世的消息，一时不敢相信。有很长时间没有见到鲍勃。大约过了一两年，有一次和朝辉在咖啡屋看见一个人，看着眼熟，后来才敢相认。他真的是鲍勃。他变成了一个瘦高瘦高的人，仿佛身体被竖着砍掉一半。

朝辉对我展颜一笑，我便知道。他想的是鲍勃。他预见了我的悲伤，用开玩笑调侃我的方式说了出来。他却也不劝我说："你不要太悲伤。"就像是他要走，我也没有挽留。无法避免的事，讲也无益，我们俩都属惜话的人。懂得和看见才是最大的安慰。

我恃宠任性，经他同意过，买下了林子中最大最古老的一棵红木。在 1906 年旧金山大地震发生后，这一片古老的红木树都被砍伐用去重建旧金山。现在的红木森林是之后长起来的次生林，高耸入云的树，也有百年的历史。

"妈妈，一棵树那么贵，你为什么不买一块有树的地呢？"带着 Andy 在一号公路蜿蜒北上，去红木那里，Andy 问我。

"对呀，为什么不买一块地？！"朝辉和我都喜欢这里。它的海比湾区的海更蓝更白更粹。它的红木森林静谧清凉。有一块地，我和孩子们看他不方便的顾虑就没有了。

在日隐的时候，有时候会回忆起初次来这里的情景。我和朝辉坐在高崖处的椅子上，在无风的阳光里看海，耳边是海狮在叫。脑袋中一恍惚，却突然记起来：不对，不对，时间不对。我买下日隐的时候，朝辉不在了呀。那跟我一起坐在高崖椅子上看海的人是谁？

在买下红木的那片森林里，也有这样的回忆。我记得第一次我们一起并肩走着，脚下铺满碎木的小径湿润。可是恍惚间，理智又说话："从时间上算，朝辉没有来过这里呀。"

我不知道。也许幻觉和真实之间缺失了界限？我既然想不起来，也不再深究。世间奇妙的事情是存在的，谁说冰冷的理性是唯一值得的存在？

我在日隐安了一个家。

在这里安家，我需要置办一点生活的必需品。最开始，我只有一顶三人帐篷和一个便携式炉子。我遵循了极简化的生活方式。后来，随着住在这里的日子渐多，我的东西渐渐地多了起来。

先是随着感恩节的到来，雨季到了。下雨的时候，我只能窝在帐篷外被雨帘遮住的一角生炉子做饭。小小的炉火除了将饭做熟，并不提供多余的热量。如果下雨，我大多时候裹着睡袋缩在帐篷里，除了冒着雨去上厕所。不下雨的时候，常常刮大风，没有太阳。我坐在椅子上看书写字。我面对着绝佳的风景发呆。但是我的心里无时无刻不在念叨："这个风，这个冷……"

顾城在激流岛通往大岛的船上，写下"再美的风景，若是365天没有变化，也变得可怕起来。"我在无敌的风景中想的是："再美的风景，若是没有身体的舒适，也难去享受。"

我一咬牙，买了一顶 10 尺 x10 尺的帆布帐篷。猫着腰进门，里面能够站起身。帐篷里还可以装炉子。林子里最不缺的是木头。随便捡捡，就能烧一个晚上。炉子点起来的时候，虽然刚开始满帐篷都是烟，但火苗带来的暖意，好闻的松脂味，传到身体感官上，生活瞬间温暖和享受起来。炉子小，铸铁锅烧慢火，或烤或煮，做饭成了慢享受的工程。帐篷大，容得下一个单人床，我拉来一个铁架床，把地垫挪到了床上，又搬来一张小小的桌子，放在床边，把床当椅子。我的居所从起初的原始极简升级到了现代文明。

身体舒适的目标达到以后，我开始顾及到精神需求。尽管来日隐是因为喜欢远离尘嚣的静谧，但是一段时间以后，我发现我新添了一种闷，安静至死的闷。就像听了太久同样风格的轻音乐，大脑开始习惯、闷并厌倦，像被塞进了一个大铁棒。日隐并不缺少声音。风的声音和海的声音是永恒的背景。海狮的叫声从不远处的鱼石岛上传来，"嗷嗷"地呱噪。夜深的时候，邻居家的洼地传来不时的蛙叫。早晨唤醒我的常常是各种鸟叫。但是不知为何，来此寻求安静的我，开始被无人的安静折磨。我想听到同类的声音。于是我添了一台收音机。每周有一天的时间，能收到当地的一个 FM 电台。两个主持人聊一些有点趣味但我不是太关心的话题，穿插着放一些小众歌曲，倒是很新鲜。其他的时候，AM 有几个勉强听得清楚的电台。我不太关心放的是什么，坐在树上晃荡着脚锯枝子的时候，下面有同类的声音。这似乎带给我许多安慰。除了收音机给我带来同类的声音，我也开始养成自言自语的习惯。羊都能忘记它最初的叫声，沉默久了，我的语言大概也会退化。我开始练习，把脑子里走过的事情，用声音和语言让它走出来。"这个枝子我是剪掉呢？还是应该留着？留着吧，可以把旁边这根剪掉。"我出声地自问自答。收音机和自言自语把脑子里大铁棒抽离了一些。

除了生活从最初的极简升级成奢侈的规格，我也添置了几个工具。我买了一把极好用的日本"武士"锯，绿色的鞘，黑色的柄，像佩剑一样挂在腰间。先前买了一把劈柴的斧头，但是太重了，于是又斥重资买了一把德国铸造的斧头，大小和力量对我刚刚合适，并且小巧锋利，收放自如。它也成了我的随身宝贝。日隐的高草多，我又买了一把来自奥地利的镰刀，是画册中死神扛在肩上的同款，用它来清理空地，从高草中扫出一条小径来。

因为树木扭曲的形状，我可以"走"到树顶，走到高处，从这棵树走到另一棵树。像《树上的男爵》中描写的树林，男爵从树顶一直走到海边。在空中，我切下死去的枝条。临近岸边的一棵树，被我精心修成禅的意境。透过稀落弯曲的虬枝，看见海隐的南沙滩。傍晚日落时的阳光穿过这些枝，打到坐在这一侧的我身上。

干活干累了，我常常躺在悬崖边的一棵树底下。那里的松针更厚，我将它躺出了我身体形状的窝窝。没有风，晒着太阳。我在那里睡觉，有时斜倚着树写日记。

我来到这里安家。我坐在沙滩上写字。我想思考一些深邃的事。就像亨利梭罗。他在瓦登湖独居，将生活中的琐事一件一件往深处追根究底地想去，写出了文学经典《瓦尔登湖》。他是一个思想家。也许，我也能成为一个思想家。可是，在这里思想的时候，我顶多想起一句"Here I am, where I ought to be（我在这里，我应在的地方。）"这句话，也不是我想的，只是想起来。这是《走出非洲》里，凯伦·布里克森坐在咖啡园的半山腰，面对着迷人的空旷山谷说的话。

我发现，大多数时间我不愿意动用我的思维。坐在海滩上，时间就停滞了。人最怕无聊。无事可做的时候会乱想。但在这里不会。不停变化的海浪把思绪牵着，一直留在此时、此地。白天，我在树林里砍树、修树、割草。我站稳脚步，挥动大镰刀。刀锋从草根上走过。划过的路径，高草齐刷刷地倒下。我的心思不四下游移，稳稳当当地系在有节律的"嚓——嚓——"的声音上，伴着我沉重的呼吸，心里是爽快的满足的。

在日隐流过的时间，流进生命里。最初只是爱这地的静谧和孤独。后来再来的时候，混合了爱自己。因为珍惜自己的生命，日隐编织进自己生命的影子。在这里度过的时间那么平和。只要来到这里，我的悲伤便消失不见。伤感情绪思绪都不见。不想当下之外的事。安心且愉悦。

25. 海蒂

第一次见到海蒂是第一次来海隐的时候。海隐在日隐北边，是自大陆延展出去，可以步行登上的岛。

地产中介罗西带我来的。她去艾达家借了钥匙。艾达住在紧挨着海隐的悬崖上一座气派得称得上是"豪宅"的房子里。我们在她的客厅里等着她找钥匙。客厅靠着悬崖的一侧是一排圆弧状落地窗，正对着海隐长满荒草的平台。平台的边缘和海之间有突然的落差。陆地凹进去的地方，有一个半月形沙滩。它从喧腾的大洋中被隔出来，形成一个宁静的港湾，像妈妈的臂弯那样宁静安然。

从艾达家里出来，罗西开着她的宝马小轿车，在下一个入口处拐下了 1 号公路。这个入口十分隐蔽。荒草间，留出一个车身的窄车道。车道上，有一个木篱笆门，几乎被两侧的黑莓灌木丛淹没。木篱笆门的上缘钉了一排尖尖的钉子。我想起小时候农村的房子，墙头抹的石灰里埋着尖利的玻璃碎片，防贼。罗西递给我钥匙，示意我去开门。老式的大黄铜锁，现在很少见了。我打开门，让罗西把车开进去，我再从背后把门锁上。顺着荒草间的窄路往里走的时候，小门在我们身后隐去了。

平台尽头，在视角最佳的位置放着两把浅色的木椅子。原本坚固耐用的木椅子，难敌海风盐雾的侵袭，表面已经粗糙，夹杂着斑驳的苔绿。罗西在其中一把椅子上坐下来，对我一笑，说："我就不下去了。"我觉得她的笑容里有几分在炫耀。是的，六十多岁的年纪，是有资本跟我炫耀的。

这一处的坡度比较缓和一些。不是直降的落差。有人在平台边缘打了一个铁桩子，上面拴了一根粗绳下到海滩。我攀着绳索，脚小心蹬着，将体重半挂在绳上，倒退着慢慢降到海滩。

即便在我当时的心境下，降落到海滩的那一刻，我还是感受到了欣喜：海是蔚蓝蔚蓝的，比湾区的海要高出几个纯度。白色的浪一层一层涌上沙滩，"哗——哗 ——"恢弘又安静的巨响瞬间将我包裹起来。除此之外，世界消失不见。上面的罗西也留在了背后的世界里。只有我在这里。"就是这儿了。"我心里说。

想走一走的时候，我注意到远处的沙滩上有一个异乎寻常之物。似乎是大的四脚动物，白色的，一动不动。

我先是吓了一跳。然后我慢慢地往那个方向走过去。近了些，看得清楚了，那是一只白色的羊。它站在礁石上，背对着大海，头扭向我的方向。我再走近了些，看得见它的眼睛，在警戒地盯着我。我再走，它将头低下来，弯曲右前腿，在地上刨了几下。它在对我警告和示威。我不敢再往前。

罗西警告过我，海滩上住着一群象海豹，让我保持距离，不要惊扰到它们。但是，她没告诉过我这里有一只羊。

"这是一只迷失的羔羊，可能是附近哪个牧场走丢的。"我心里想，看了看周围。月尖的两侧，大洋对接巨礁悬崖，完全不能接近。中间部分是悬崖。羊不会像人一样用绳子，无法从悬崖爬到上面长满草的平台上。它被困在这里了。海滩上没有淡水没有草，它会死的。

上来以后，我告知罗西，有一只被困在悬崖下的小生命，需要我们的救助。

还钥匙的时候，罗西告知艾达。艾达笑着，毫不在意地说："哦，那是海蒂，她已经在那儿三年了。"

这倒是有趣。没人知道她是如何到的这里。但是，她却在这里生存了下来。

日隐成了我的家以后，海隐自然地成了我的后花园。早晨起床，如果不太冷，就去海隐跑一圈。如果出太阳，就在中午时分背上包，去南沙滩的阳光里消磨一些时光。我一定不会错过低潮。在低潮的时候，海隐的滩就像一个隐秘的繁华世界在人间暂时显现。肥硕的海葵在水中开成一朵色彩斑斓的花，无水的海葵变成灰嗒嗒软塌塌的一团。有一次我撞见人畜无害的花里正包裹着半只螃蟹，可怜的螃蟹已经被憋成煮熟的红色。各种花样各种颜色的海盘车，在岩礁上抱团儿，甚至还有濒临灭绝的保护品种"向日葵海星"。大群密集生长的紫海胆将岩石啃噬出密密麻麻的洞，它们被海洋保护组织定义为"入侵品种"。偶尔也能遇见个头比紫海胆大好几倍的红海胆。被称为"假鲍鱼"的足履虫，原住民和曾占领居住这里的俄罗斯人饿极了也会吃。我试吃了一回，得出结论：它的味道极鲜，质地却如脆骨。我常常取一些海胆和海虹回家。但大多时候，我从这块石头跳到另一块石头，低头看海菜和礁石当中藏着什么秘密。我真的发现了一些秘密。海胆是群生的，一窝一窝。我收集它们的时候，尽量将一群清理干净。因为它们的侵略性。在这个短暂出现的繁华世界里探索和发现是我永远不会厌倦的事。我在这里发现过少见的扇贝、海参，还有一只受了伤的太平洋巨型章鱼。

每次去海隐的时候，我必去看海蒂。不知为何，同是哺乳类动物，我对海蒂的关心，超过了对象海豹或者对海狮。象海豹是不理会我的。我们就像毫无交集的陌生人。在人群中，相互见到也不会有眼神交互。即使彼此注视了，也很快失了兴趣，冷漠地转过身。我读不懂它，它也读不懂我。

海狮比象海豹对人更感兴趣。它们通常成群结伴，对我没有兴趣。但偶尔有一个早晨，我下到南海滩的时候，刚好有一只海狮在沙滩上。我下到沙滩上，它防御性地退到了水里。然而，并不走，半个身体在水面上，以站着的姿势看着我。我坐下来看书。它一直同一个姿势看着我，陪着我。但我不稀罕它陪。估计有个把小时以后，它也发现了这点，钻进水里，落寞地走了。我想，大概这只海狮感觉到孤独了。但海狮不懂孤独，它太呱噪，只想消除它的寂寞。

孤独，我想大概这是我和海蒂之间的联系。我们都孤独，且在这孤独里呆得安然。

没有人知道海蒂的过去。她是如何丢失了同类，如何被困在这悬崖下，如何在这里找到了生存之道。作为一只羔羊，她如何和象海豹建立了关系，如何在象海豹和海狮中树立了王者威严。

我大致明白她是怎么生存的。很多时候她到海边吃海菜海藻。也有些时候，她到悬崖半空中的坡上吃草，草叶上的露，提供了淡水。她能够到悬崖当中极陡的坡上。最初我以为她被困在悬崖下，那是我太小瞧她的能力了。但我从没见过她上到平台之上，尽管她肯定有这个能耐，且平台之上有吃不尽的草。呆在下面，更是海蒂的选择而不是出于无奈。

海蒂总是在象海豹群的附近，不会离得太远。我每次找到海蒂，就知道象海豹们一定在附近。她跟象海豹是一个群体。但她似乎并不属于它们当中一员，而是它们的守护者和它们的王。大概第二年夏天，我像往常一样，攀着绳索，下到悬崖下。通往海滩的小径入口处，海蒂在那里。她盯着我。这半年来，海蒂已经习惯了我的存在，就像我习惯了她的存在。我不会接近她，不会特别关注她，她也忽略我。但是此时，她却堵在了入口处。我再往前靠近一步，她的喉咙里便发出低吼。她不像羊那样叫，温顺的无助的"咩——"，却是象海豹的叫声"吼——"。象海豹的声音可以传到很远，我在日隐睡觉的时候都听得到。海蒂没有象海豹那样庞大的体积，所以声音没有那么洪亮，但是声音的气势和震慑力，并不亚于象海豹。于是，我又攀着绳子回到悬崖上。我站在悬崖边往下看，明白了缘由：象海豹宝宝们移到了小径的入口附近。海蒂在保护它们。

海蒂是象海豹群的王。

有一次，那天有挺多的象海豹，大大小小的，一群庞大的身子懒在沙滩上。阳光好，它们有一搭没一搭的，往身上撩沙子。海蒂也不远不近地卧在旁边。

我在稍远的地方，倚着浮木，脱了鞋，光脚埋在温热的沙子里，远远地看着它们。这是一副象海豹和羊同卧的和平景象。一只白色的小小的羊，在一群硕大的灰色的身庞中，画面极协调和舒适。过了些时候，象海豹群有些不太安静。两只个头儿差不多的象海豹不知为何闹动静。过了一会儿它们俩打起来了。上身耸起，嗷嗷地对着吵，两只肥大笨拙的身体，摇晃着往一起碰。这时候海蒂站起身来。她似乎是漫不经心地往两只打架的象海豹那里走去。她的脚步慢慢的，悄无声息，昂着头，如优雅的小姐。神奇的一幕出现了。当海蒂走近的时候，两只象海豹消停了。它们就像正在打架却被老师逮到的熊孩子，都把头低下去，慢慢趴下去了，还带着不服气的劲头，气哼哼的。海蒂慢慢地走过它们。她昂着头，姿势没变过，步伐也没变过，从象海豹群中穿过，慢慢地踱步到水边。

她像极了王。

此时的我，心中不由得生出对羔羊为王的敬畏之心。海蒂，这只羔羊，如何树立了她的地位，又如何拥有这样雍容而威严的王者气度？

海蒂怎么样在象海豹当中成为王的，我想这是一个谜，没有人会知晓。

海蒂不亲近海狮。她如何在海狮群里树立起震慑力，更加是一个谜。

那天，有很多海狮，聚集在半月湾月尖的地方，并将那片礁石全部占领。那个地方，闻着就像饲养牛马的饲养场，满是牲畜的味道，盖住了清脆甜丝丝的海腥味。象海豹的群也在附近。海狮数量庞大，和象海豹离得不远。有些在水里游泳，有些在礁石上直着身子叫，非常呱噪。海蒂坐在象海豹和海狮的中间。海狮的地盘渐渐往象海豹这边扩张。海蒂突然站起来，往海狮所在的方向走。她还是慢慢地缓着步，向海狮靠近。我看到了接下来神奇的一幕：在海蒂靠近的时候，海狮们纷纷往后退去。它们和海蒂之间保持了一定的距离。有些海狮退到无路可退，只好进了水。海蒂每进一步，海狮就退一步。围着海蒂竟形成了一个半弧形，它们对着海蒂嗷嗷地叫，又不服气又怕的样子。后来，海蒂站住了。海狮也停住了，不敢靠前。海狮一直保持着这样的队形。我明白过来，海蒂在保护象海豹的地盘。

让我震惊的羔羊为王的一幕，像神对我的启示。羔羊是凭什么，又是怎样在这片海滩树立了它的王的权威？它的缓慢，不经心，不暴力，透着神秘的安静力量。

随着时间流逝，我对海隐日渐熟悉。最初来的时候，我像一个闯入异族文化的无知者。我将海蒂当成可怜的迷失羔羊。我分不清海狮和象海豹。我当自己是一个善良有爱心的人，有责任救助和保护它们，为此闹出笑话。

有一天晚上，我睡在帐篷里。不知为何那个晚上海狮尤其吵，"嗷嗷"的海狮叫声中间偶尔夹杂着象海豹浑厚的长鸣。我被吵了一夜，第二天一早，我来到海隐。攀绳下到小径，瞬时惊呆了。平时归我独享的南海滩，密密麻麻地被海狮完全占领。我在山坡坐下来，俯望着它们。沙滩上卧的、坐的、直着身子嗷嗷叫的、海里扑腾的，大的小的……我粗略地数了数，500 只以上。正下方，一群小海狮宝宝扑腾累了，一只一只往岸上走。它们在水里扑腾的时候灵活，到了干地，就很笨拙，摆着脚，身子拱一下拱一下，从水到岸这短短的距离，半天都到不了。这时我注意到一只海狮的不同。小海狮都是浑圆的，不长脖子。而这一只，头和脊背之间凹了下去，头也更小，显得瘦骨嶙峋。别的小海狮都是摆着后脚走，但是它是拖着两只后脚。显然是后脚受伤了。也可能因为这伤，让它吃不到足够的营养，因而又瘦又小。"它需要被救助，不然会死的。"我想。我拍了它走路样子的视频，拨通了海岸线哺乳动物救助电话。志愿者看了视频，对我说："那不是海狮，而是一只象海豹宝宝，它看起来是健康的。"原来如此。是象海豹宝宝跟错了群，不是受伤的海狮宝宝。

渐渐地，我开始了解它们。因为了解，所以尊重。

海隐中心避风的凹处有一丛柏树林，里面住了一群红头秃鹰。每当看到一群秃鹰在滩上打着圈儿飞，起起落落，就知道有死去的海狮在沙滩上。有时候我看见的还是完整的，大概是内脏发酵，肚子充了气一样鼓鼓的。被啄破的皮肤有血流出来。有时候，半埋在沙里，露在外面的部分已经在秃鹰的集体分食和浪的洗刷下只剩一排白色的肋骨。我从旁边走过，不再多看。

我希望死去的不是象海豹。但是怎么可能？象海豹妈妈们离开的时候，留在海滩上的象海豹宝宝们还不会游泳。在常常严酷的自然环境下，还是宝宝的它们自己学习游泳，学习生存，夭折很难免。

我知道了象海豹的一些规律。

那年冬天，一只曾出生在这里的阿尔法象海豹来到这里。它打跑了另外的来这里的象海豹，建立了它的领地。不知它如何传递出信号，接着，它的 42 个妻子陆续来到。它们一大群整天无所事事地躺在沙滩上撩沙子，晒太阳。春天的时候，象海豹宝宝一个一个神奇出现。每一个妻子都生了一个宝宝。我很想看到宝宝们的出生过程。但是象海豹妈妈总是选择将宝宝生在夜里，或者生在风雨交加的天气。所以，我从没有机会亲眼看见宝宝的出生。当宝宝们的个头儿迅速蹿大的时候，阿尔法象海豹离开了。接着，妻子们也不见了。留下了一堆宝宝们，它们还不会游泳。这时候，海蒂守护着他们，尤为警惕。就是这个时候，海蒂把我拦在小径上。后来，在一个大风大浪的天，宝宝们下水了。在浪里翻滚着。

有些长出了长鼻子，就像大象的鼻子但只长了一半，半吊在年轻稚嫩的脸上，萌萌的样子。后来，象海豹们越来越少。但总有几只不离去。有时也有新来的。海蒂总在它们附近。

我为自己最初无知的爱心感到羞愧。我想起中文里有特别的词，叫"作"。我想它的合适英文翻译应该是"Much to do about nothing"，莎士比亚的一个剧。我以为我很能。实际上，各自互不打扰相互尊重可能才是最好的。很多时候，整个人类都"作"。以为自己能，打扰和改变了自然，为自然造成困扰，然后又想一堆手段和办法来解决这些困扰。若从开始就没有打扰呢？

我不是思想家，只是一个孤独者。海蒂也是孤独者。灵魂的成长注定是孤独的。王的力量也注定是孤独的。

她的存在，让我每次去海隐有了牵挂。这种牵挂，和家、和亲情、和人类相关。有她，我每次去海隐，有了归处。我和海蒂之间从没试图建立任何关系。没有任何关系上的温热，但我们相互熟悉彼此的存在，远远的。

26. 厨房

Leo 推荐给我一本书，《厨房》。我以为这是一本日本人写的关于做饭的书。"不是，完全不是，"Leo 说，"这是一本关于亲人死亡的书。"

"这是一本好书。"这个说法表示他最郑重的推荐。

Andy 也推荐给我一本书，《归家》。 他把书扔在我每天看书学习的地方，然后有一天对我说："你应该读这本书。"这个孩子有一个特别的本领是他能把他在意的严肃的事情做得轻描淡写。有一天他和朋友约好了一起看电影迟到了，但他还是不紧不慢的，我好奇地问他：

"你难道不紧张吗？"

"妈妈，很多人都会有压力对不对？每个人对应压力的方式不一样。"

"那你的方式是？"

"我的方式是不让我有压力。"

孩子比我们想象的有智慧。以为有经验的积累，我吃的盐比孩子吃的米饭多，但我的智慧不能传授给孩子。孩子的智慧比我更多。我不会教导孩子。从前，凡有讲道理的事情，都是爸爸来。据说，孩子们从父母接受的教导，语言只占十分之一。朝辉不说话的时候，我连这十分之一也省下了。我相信有一些事情，语言说明确了，语言下潜藏的意思也一起丢失在空气中。有一些只能意会。不讲话了，我只好相信孩子的全部意会。

我不说话的时候，Andy 会想办法逗我说话。接送他去打排球，有很多时间一起坐在车里。他把学校学的课程，我可能感兴趣的地理知识拿来问我。后来他发现一个简单公式，不管我知道不知道，都可以和我对话：

"你更喜欢重庆，还是上海？""你更喜欢上海，还是纽约？"这个公式适用于球队、食物、旅游城市、中国古代皇帝、汽车……

在我住院期间，Andy 去排球训练和比赛都是队友的家长接送。出院以后，我补偿性地尽量全部接送。有一次，我的安排非常不便。我在车里盘算我该怎么样安排，能兼顾所有。Andy 坐在我的旁边，突然说："你知道，生病不是你的错。"

他用孩子的智慧，一句话指出问题。

Leo 很细心。他也不讲关心我的话。但是，他会回家带我看电影。18 岁，应该是想离开父母的年纪。他带着我走路去家附近的电影院看他猜我会喜欢的电影。他喜欢我喜欢的电影，也喜欢我不喜欢的电影。他知道我喜欢哪种。

他带我看 F1 赛车比赛，我看不懂，他从最基础的地方引我入门。"你最喜欢哪个颜色的车？"我选了一种，他告诉我这是哪个车队，从此，我就记住了一个车队。"你觉得哪个赛车手最帅？"我选一个，也记住了一个名字。

都说，父母应该和孩子有些共同语言可以交流。我找不到共同语言的时候，他们找。他们比我有智慧。

书的存在意义，可能不是带给人多大的帮助，或是学到什么人生哲理。这本书的意义是它让我了解到 Leo 的一些情感经历。

这是一本关于年轻人的书。

"我看到你空洞的眼睛，我知道你的状况。现在我是那时候的你。"

我想，是不是也是那时候的Leo？他说这是一本好书的时候，一定是这本书与他共情。读这本书的时候，我也读到了他。他不说话。但他的心思敏感而复杂。

"我一直不敢告诉你。因为我怕一旦说出了口，就变成了真的。"

他是不是也有一样的感受？我们从来不讲爸爸。不讲，就没有发生。我和朋友讲话的时候，随意地说朝辉怎样怎样，毫不在意，就像朝辉还在我的生活中一样。其实，我能意识到对方的沉默和对此的无回应。但这个意识只存在于一瞬间，我挥挥手，这个意识便不再存在。我不看朝辉的照片。他的照片在家里的各处。不知为何我要将他的照片放大，放在家里的各个地方。好像大家都这么做我也应该这么做，他不会真的出差不想回家。但我不看他的照片。仿佛我若看了，就像说出口的话，变成了真的。《厨房》里，两个年轻人同样失去至亲的共鸣，在Leo的世界，也是这样吧？我缺席在我的哀伤中，孩子们在怎么样的困境当中？这本书让我看到，原来，困境不是我自己的，孩子也有。一样的。

Leo在那一年，找来了很多与死亡和鬼有关的电影看，然后将它们推荐给我看。虽然不谈爸爸，我们在共同看的电影里，无声地交流。"你知道吗？你害怕的鬼正是别人心心念念想见到的。"

我不知道他们内心世界的变化。我们生活在一起，我却一无所知。我派心理治疗师给Andy保驾护航，那是我仅仅能做的。那是他们的世界，他们要自己应对的。

Andy申请学校的时候，要求家长写一篇短文，写下对孩子的培养目标。我写下：我没有培养目标。然后完整地抄下来纪伯伦的诗《孩子》。

> 你的孩子，并不是你的孩子
> 他们是由生命本身的渴望而诞生的孩子
> 他们借助你来到这世界，却非因你而来
> 他们在你身旁，却并不属于你
> 你可以给予他们的是你的爱，而不是你的想法 因为他们有自己的思想
> 你可以庇护的是他们的身体，而不是他们的灵魂
> 因为他们的灵魂属于明天，属于你做梦也无法到达的明天
> 你可以拼尽全力，变得像他们一样，却不要让他们变得和你一样
> 因为生命不会后退，也不在过去停留。
> 你是弓，儿女是从你那里射出的箭。
> 弓箭手望着未来之路上的箭靶，他用尽力气将弓拉开，使他的箭射得又快又远。

朋友说，申请信的短文一般要求是自己写的。一整篇有 90% 是抄来的，这肯定不行。辅导员看了说："我看得到真实。你写得很好，不用改。"至少，Andy 收到了录取信。他们的箭将射往哪里，我不知道。他们的未来，是我到不了的远方。

"死亡，离不开我们的生活。"

这本书里这样写。这种想法从没进入到我的脑子里。我以为，爸爸的离去带给孩子们的是他们生活中的缺失，但我没有想过，他们也会像成年人一样去思考死亡，理解死亡的不确定性。Andy 在童子军夏令营随便写了一篇小文。我想，他自己大概也没有深

究为什么会写这样一个题材。但这恰恰真实地反应了他潜意识里
死亡的存在。他写的是一只小蜜蜂的独白：

So this is it huh? A traveller attacked my home and now
here I am curled up on the ground. I didn't know how or why I
did it.

Oh I know, I did it for my family, for my home, for my
queen. My glorious queen. Remember me when I go. But, was
it worth it? I had so much to live for, I could've collected more
pollen! I could've made more honey! I could've done more, oh
so much more. After all this, what is my legacy, is it the bees
that sent for me? Is it the honey that I didn't get to see? Is it
the bee that I didn't get to be? Oh my hive, you great unfin-
ished symphony! I'm running out of time, please remember
me! I'm bleeding out now, my organs are all ruptured. I see the
traveler jumping around in his pain, but I can't stop thinking,
was it worth it? Bees don't live for even a year, I think I did my
best. And yet, I see the other side. A land full of pullen, full of
flowers. My brother is watching from the other side, mother
and father are watching the other side. It's so colorful – the
luscious green. It's my time now. Oh queen, I can't wait to see
you again, it's only a matter of time.

就这样了，呵？一个旅行者袭击了我的家，现在我蜷缩
在地上。我不知道我是怎么做到的，也不知道为什么。

哦，我知道，我这样做是为了我的家人，为了我的家，
为了我的女王。我光荣的女王。当我走的时候请记住我。但
是，这值得吗？我活着还有这么多值得我做的事情，我可以

收集更多的花粉！我可以酿造更多的蜂蜜！我可以做得更多，哦，还有更多。经历了这一切，我留下来的遗产是什么？是那些召唤我的蜜蜂吗？是那些我没能见到的蜂蜜吗？是那些我没能成为的蜜蜂吗？哦，我的蜂巢，你这伟大的未完成的交响曲！我的时间不多了，请记住我！我现在正在流血，我的器官都破裂了。我看到旅行者在痛苦中跳来跳去，但我无法停止思考。这值得吗？蜜蜂连一年都活不了，我想我已经尽力了。然而，我看到了另一边。一片长满紫罗兰、繁花似锦的土地。哥哥在另一边注视着，爸爸妈妈也在另一边注视着。那里色彩缤纷——郁郁葱葱的绿色。现在轮到我了。哦，女王，我迫不及待地想再次见到你，这只是早晚问题。

夏天 Andy 要参加加勒比海上圣托马斯岛海洋基地一个星期的航海。Andy 说："这个星期对我来说会是很挑战的。"

"为什么说？"

"因为我晕船。就算我自己操控航海船，我也会晕船。"

这个孩子从小晕船。坐船去深海和鲨鱼游泳的那一次，我看着他脸色煞白，不停呕吐，疼在心里。

"那你要不要考虑不去？"

"不，我会去。这就像骨折。你知道骨头折了，愈合之后，愈合的地方会更强。我如果去经历晕船，我就会一次会比一次更好。"

没有什么智慧是我可以传授给孩子的。他自己得到的智慧令我惊讶。他的坚韧让我肃然起敬。

是的，勇敢面对它走进它的时候，走出来的时候，会更强。

Andy 说："妈妈，You should let it go a little. 你应该打打麻将，

磕嗑瓜子，聊聊八卦。This will make you a more interesting person."

人生也可以这么简单。我过得太过用力。虽然像孩子气的玩笑话，他说出了他看到的一个严肃的问题：我活得过于严肃。简单快乐的人，更能给他人带来快乐。Andy 是一个简单的孩子，喜欢轻松，也喜欢给周围人带来轻松。像他的朋友们说的，他在满不在乎的轻松里，时不时冒出哲学家的深刻。

也许，我活得不需要那么用力。

也许对孩子来说，"我在"，是我在的最大的意义。也许，对于世界也一样。"我在"，是我的生命的意义。是我太用力，把人生想得太多了。存在的真正的意义，是"我在"。不比这多，也不比这少。

我喜欢厨房。喜欢宠孩子。每天最大的享受就是坐下来，看着孩子吃饭。最开心的是，吃光了，跟我说："我还饿"。我喜滋滋地再去做一顿。朝辉常常骄傲地说"Andy 真是优秀！"他夸的是 Andy 吃饭优秀，从小就有的天生好品质。

神怎么用我们，其实我们不知。在生病的时候，只能卧床和接受照顾，我以为没有存在价值，没有输出和贡献，那是出于人的心思，揣度神的心意。不可用人眼中的能干和贡献，衡量自己生命的价值。巩晖历尽辛苦出现在我的病房，我接受了她的探望，度过一个愉快欢畅的夜晚。谁知我的接受就帮助到她了呢？

我回到了在医院的日子。我顺服和交托。我一无所虑。没有对，没有错，没有好，没有坏。我放空自己。听神带领。我内心平安，达到一种和谐。什么也不缺。我不再通过帮助人，通过价值证明人生的意义。我跟着心做事情。我的心在。

我爱自己，因为神爱我。若不爱自己，那就不爱神。

　　因为我爱自己，所以我爱神。因为爱神，所以我的心自然引领我做帮助人的事。但我不需要为了证明自己的人生价值而做。不需要有负担要为神做事情而做。

　　我在，即我在。

27. 雨林

干细胞移植后第七个月，获得医生批准，我和 Andy 去了一趟哥斯达黎加。

第一天，Andy 带我去 Arenal 火山旁的雨林徒步。据说这里能看见厚嘴鵎鵼（Keel-billed Toucan），旅行图片里常见的一种黑鸟，举着厚厚长长的黄嘴巴，嘴巴几乎比身子还长。还有白脸猴和树獭。一路没有遇见其他人，我们在步道上一边走一边留心密叠叠绿葱葱的林子当中有什么异象或动静。

走在我前面的 Andy 突然停下来，他弯下腰，仔细看地上的东西。

我走上前。是一只黑色的甲虫，正在一只枯树枝上慢慢地爬。

我弯下身和他一起观察。没找到大的动物，黑甲虫……也算野生动物吧。

"它很会唱歌。"Andy 轻轻地说，怕惊扰到它。

我却不曾有印象甲虫会唱歌。我想起 Andy 曾经背诵过一首美丽的诗，"让夜来吧"：

让蟋蟀振翅

如女人拾起针线

让夜来吧

……

"它们是在夜晚唱歌吗？"我问。

Andy 摇摇头。"不是，它们白天晚上都会唱。"他抬眼看见我的迷惑，解释说，"它们是这样唱的：We all live in a yellow submarine, yellow submarine, yellow submarine……"（注：甲壳虫乐队的歌）

他一脸认真，直起身，随着黄色的潜水艇向前去。

Andy 又停下来。

这一次，不待我靠近，便已经看见了。地面上，有许许多多绿色的小叶片移动，形成一条浩浩荡荡的河。再仔细看，每一个小叶片下面都有一只或两只蚂蚁。这条河蜿蜒流淌，穿过小径，攀上一根倒下的树干，顺着树干的方向走到一处，从那里下去，穿过地面，在一棵树的背后不见了去处。

徒步结束，除了会上树的山鸡，有趣的动物一个都没见到。

晚上，Andy 带我参加一个夜间的雨林徒步。这次有向导带领，大概率会看到树懒。

树懒喜欢一种长着巴掌叶的树，向导带我们走的路上有整一排那样的树。走过了，却什么都没有。

接下来我们进了闷湿的雨林。向导打着手电筒，在前面走，走一会儿，便招呼大家过来，他又找到了一个小虫子。生怕大家付了钱却没看到野生动物而失望。

白天已经看过了小虫子，晚上能有什么新花样？没看到树懒，我兴致索然。但没想到，随着向导的带领和讲解，这个夜间的徒步竟渐渐变得生动有趣起来。

先是看到了一只玻璃蛙。它紧紧地贴在一片绿色树叶的边缘，身体融合到与叶片颜色几乎一样。"边缘扩散"，它独有的特殊变色能力，柔化了皮肤颜色与背景颜色之间的界限。

"当它认为自己和环境融合得足够好，便一动不动。"向导的手电筒从叶片的背部照上来。在背景光束下，玻璃蛙的身体完全透明，可以看到内脏和心脏的血液泵流。

"玻璃蛙是最好的爸爸。妈妈下了蛋就离开，爸爸不离开，守着这些蛋，一直等到他们孵化。有小飞虫来吃蛋，它便伸出脚将之踢飞。"向导解释。

这只玻璃蛙颇颠覆我的认知。若不是亲眼所见，很难相信世上竟有这样透明的身体。

向导手电筒的光落到一片绿色的大叶子上，叶子的中间随意飘落了一片枯叶。仔细看，那片枯叶，却是一只蝴蝶。

"它不光模仿枯树叶的形状和颜色，甚至质地都一样。"

一只手掌大的狼蛛，在它的家——树上的一个洞穴口慢慢爬。一只红眼睛的绿青蛙，哥斯达黎加旅游形象使者，趴在叶子上。刚看见它的时候，它顶着大大的圆圆的红眼睛。后来厌烦我们的手电筒，闭上了眼，却仍纹丝不动。

我不知道向导怎么做到靠一支手电筒，发现那么多隐藏在漆黑的树林里的小生物的。雨林就像是他家的后院儿，而那些小动物一直呆在同一个地方等着被他找到。

白天看见的浩浩汤汤的绿叶河流，又看见了。蚂蚁们夜里也不停工。也许换了一批上夜班的蚂蚁也说不定。在向导手电筒的指引下，看见了河流的尽头，是筑在树干中心的一个巨大城堡。逆着河流的方向，看见了它的源头：一棵大芭蕉树。树上有一片一米多长的叶子千疮百孔，正被它们一块儿补丁一块儿补丁地啃下来。

这样浩荡、组织有序的队伍和浩大的工程，我被震撼了。

有一种长着圆形叶片的寄生藤。它的叶片有分工，一部分紧紧地将树干包裹起来，吸收养分，而另一部分叶片则舒展在空中，进行光合作用。

被它们寄生的树，有一些为了不让寄生藤的叶子贴上来，树干长满了像犀牛角一样的锥体。另外一些没有学到长刺的本领，还是光滑的树干。这让它们的树干看起来完全不一样，却是同一种树。

"你们看，天空！"向导说。

抬头，是夜晚的天空，有稀落的星星。这有什么稀奇的吗？

"这里只有到了晚上，才看得到天空。"向导说。高耸入云的含羞树，树冠在雨林的最上端。白天，它们张开叶子进行光合作用，将天空完全遮住。它们像撑开的伞，为下面的生物遮住了接近赤道火热的太阳。到了晚上，叶子闭起来睡觉。

高耸入云的含羞树旁，长着一棵小小的含羞树，和大树一样的形状。因为得不到阳光，它没有机会长到高耸入云。它的尺寸比例，像大树的袖珍模型。因为比例悬殊，如果不是向导提醒，我想不到它们居然会是同一物种。它的样子生气勃勃，健康快乐。说好的优胜劣汰呢？从小就被教的适者生存呢？

这片雨林，仿佛有智能在里面流动。

蚂蚁不会从城堡依附的树本身取材，而是从足够远的地方将材料运过来。依附的树健康成长，这样它们的堡垒会长久。寄生藤的叶片有分工和合作。被寄生的树木，它的干会长出犀牛角，保护自己不被寄生藤包裹。含羞树会"感性运动"或叫"睡眠运动"。它当遮阳伞护庇大家，同时自己得到好处。同一物种的优势高树和劣势小树，同样生机勃勃。玻璃蛙的透明身体和蝴蝶的仿生如此令人惊叹！

各类生命好像在智能的指引下，找到它们之间和谐的共存方式，相互抵御，相互成就，相互依存。

生命！生命！生命！

我仿佛在被这样的智能启示。

物种多样，各类生命和谐繁荣。哥斯达黎加的雨林是不是在提醒人曾经生活过的伊甸园美好样子？

我以一种居高临下的视角看着小蚂蚁有序的劳作和它们眼中宏伟有序的城堡工程。它们像不像我们在建立现代城市？因为我的尺度相对它们来说过于庞大，以致于它们完全意识不到我的存在。同样来说，在我们意识不到的尺度范围，看着我们建立伟大城市工程的，会不会也有这样一双眼睛？

我的认知被这些亲眼所见从前未知的事物颠覆更新。在黑暗中，跟随手电筒的光束移动脚步，我渐渐从无聊到惊讶到惊惧到敬畏。

我从前喜欢旅行。因为在旅行的时候可以看到不同的世界。"读万卷书，不如行万里路。"旅行中见识到的新事物、新体验、新观念，拓展我的视野，丰富我的知识，转变我的视角。我为每次旅行的新收获高兴。

然而，当我的认知再次被更新的时候，我不再为新获得的知识感到满足和欣喜，却惊惧起来。有这么多的新的事物让我亲眼见到、从而相信，那我没看到的呢？未知的究竟有多少？若我没有亲眼见到玻璃蛙，有人告诉我世界上有这样一种透明的蛙，我会坚持自己无知的骄傲不去相信吗？对神是不是也如此？

念研究生的时候，我们喜欢说一个笑话："本科毕业的时候，会觉得世界上没有什么是我不知道的。硕士毕业的时候，会发现原来世界上还有一些事是我不知道的。博士毕业的时候，发现原来我什么都不知道！"

当一个人知道的越多，就越知道自己的不知道。新的知识不再让我觉着收获的欣喜，却是让我心感敬畏，意识到人的认知局限。

知识是力量。当我们获取了知识，我们得到了自由。但是，与此同时，获取的知识也捆绑住我们。我们抓住自己的知识，守住我们的认知，不再有相信的自由。我们不相信与我们认知不同的人。我们不相信在超越我们理性理解的灵的世界。知识让我们骄傲。

获得的同时，我们在失去。

生活上物质获取的经验与此类似。我们用东西填充我们的衣橱，我们的房子。渐渐地，物质的丰富不再让我们感觉物质上的自由，却是失去呼吸的空间，失去自由，于是，人们开始反思，兴起了"断、舍、离"的概念。

也许，得到之后的丢弃，是真正走向人生自由之路。

* * *

第二天，Andy 说要去瀑布底下游泳。

在通往瀑布的步道入口处停下车，看到路边卖椰子的小摊。扎着两根麻花辫的黑瘦女子，挥一把大砍刀利落地削开青皮椰子的顶，插上吸管。递过来的同时，她的脸上绽开一朵笑容，说："Pura Vida!"（生命真好！）。

她的笑容瞬间感染到我。

喜欢极了这个微笑。像一朵花，从嘴角绽放，蔓延到眼睛，点亮了眼睛里的光。

这是哥斯达黎加人的微笑。

Pura Vida! 生命真好！

哥斯达黎加的日常问候语，让死后重生的我听起来格外触动。若非昨夜在雨林见过和谐旺盛的生命，让我体会到这句哥斯达黎加人的日常问候语"生命真好"多了一层含义，我还以为这句问候语里，单单指人的生命。不，它是在赞美一切生命。

Andyt 正在安静地看一个什么东西。我举着椰子走过去。一只橙翅黑点的蝴蝶，停在一支绿茎上。

我想起甲虫，小心地问："蝴蝶也会唱歌吗？"

"不，不，它不唱歌。"Andy 很快地回答，"但是它很会游泳。"

蝴蝶会游泳吗？我搜寻脑海中有限的生物知识。

"它是这样游的。"Andy 看到我的不解，张开双手，在空中挥舞。

哦，他说的是蝶泳。

Andy 扑棱着两只蝴蝶翅膀，向前去了。

一路向前。

28. 睡眠的秘密

在我的专业理解的建筑概念里，建筑的目的是将内部环境与外部环境隔离开。在室里，营造出一个不受自然环境干扰的空间。用墙体、保温等等做到视觉的隔离、温度的隔离、声音的隔离、及风的隔离。

热带雨林里的建筑却是通透的，室内与外部环境完全相通。很多商场和饭店没有门，没有窗，只有敞开的墙，前后通透。

最初两天，我们住在雨林里的一个小湖泊边。房子半悬在湖面上，窗子没有纱窗，一推就开了。窗外，高处流下的水进到小湖泊前形成一个瀑布，在窗外轰鸣。

半夜，雷声轰轰，下起了大雨。密集强劲的雨声，大声敲打着铁皮屋顶。这样急又这样久的雨，我以前是没有经历过的。大概一点半，雨声吵醒了我。之后，就没有再睡着。如果说我用"失去主动思维"作为衡量有没有睡着的标准。

当我很累很想睡觉的时候，我进入到睡眠的放松阶段。然而我的思维异常活跃，它们到处乱飞。不停飞出来一个又一个想法，一件又一件要做的事在心中引起一次又一次冲动，于是又醒来。身体很累，却被思维一遍一遍地叫醒。我不停地告诉我的思维：你要歇着了，你要休息了。但是松弛它的时候，它却又自由乱走。身体就要进入很深的睡眠，但是头脑格外地清楚。就这样我有了新的发现：原来意识和身体是分离的！

也许是因为第一天的发现，第二天晚上，发生了不可思议的事：我在完全清醒的状态下，经历了一场睡眠！睡眠是可以用主动意识来控制的。这怎么可能？

我在惊愕中，意识到这个我前所未闻，不能解释，却发生在我身上的真实，是神的作为。

醒来后，我用笔记下了深睡的过程。尽管我的语言词汇库缺乏足够的储备用文字完全清晰地将经历作图像化表达。

A truly amazing thing just happened. 我必须把它写下来。我在完全有意识的状态下经历了一场睡眠！

意识是一个旁观者的角色，体察身体的知觉，觉察身体想去的方向，顺之但不作为。如果知觉从一个地方传来，此时呼吸开始变重。当呼吸重新变轻的时候，那处的知觉就安稳了，睡着了。做瑜伽的时候，常常需要主动意识引导呼吸。但是睡眠的过程，呼吸的深浅不是由主动意识引导的，而是伴随着身体的知觉自然发生的。主动意识如果有任何想法和念头都是对睡眠的干扰。我观察聆听我的呼吸。开始的时候它很平常，渐渐地它开始变得沉重，然后渐渐轻浅，中间还有突然急促的呼吸两声。深一会儿，浅一会儿，再深一会儿，再浅一会儿，它是动态的。我在身体的里面观看着这个过程。此时如果有另一个人坐在我的旁边，他观察到的应该和我看见的是一样的。但是，我在身体里面看着，会看到观察者看不到的：我知道这些呼吸变化是伴随着身体内的什么变化而发生的。

当心越来越沉往下压的时候，呼吸缓慢而悠长。当心睡安稳的时候，呼吸就恢复了平常。心安稳了但它还不稳定。

接下来，头越来越沉，沉到最后变成一块大平板，空白的板，往下压、压。这时候呼吸又缓慢而悠长。当头睡安稳的时候，呼吸又回到正常。在这个中间，若是有什么干扰，一下听到虫叫，一下听到雨声，一下冒出一个念头，我的主动意识会说"不要"就像赶小虫子一样，将它赶跑。这样赶了几次。心和头睡着的模式重复了三遍。这时候头开始缠绕那一团东西，将它捆起来，缠绕好。这时候就更不容易被外面的东西干扰了。之后那一团开始往下紧紧地贴，贴得紧紧的。这时候睡得更沉了，更不容易被干扰了。我的主动意识就像是看着一个孩子睡沉了，安稳了，它甚至都可以去干些别的事，构思一篇小说之类的。一片宁静。像一幢房子，静静地立在夜里湖边的雾气里。主动意识看着这房子睡觉。偶尔有小小的惊扰，从腿那里传来知觉，主动意识赶紧去安抚它。呼吸在这时候变得稍稍沉重，然后渐渐变轻。主动意识就在那里走来走去，看着。一片宁静。

这样过了很久。

突然有一束光从上面照下来。那束光像早晨的第一缕阳光，出现得很突然，但是很温和，没有惊扰，就那样照进来。这时候，那一团就都醒了。

我的主动意识知道，我醒了。于是我睁开了眼。

醒来，我觉得不可思议。我居然清醒地看到我的整个睡眠！我的自主意识就像在夜间徒步雨林，惊讶地看见我的身体里，夜里竟然是这样一个世界！并且，我感觉精力完全得到恢复，身体休息得非常好。

最令我惊异的是突然从上方洒下的那束光。那束光，让睡着的都自然醒了。我的意识知道，可以睁开眼睛了。

那束光！

它哪里来的？它一定是从外面来的。我的身体那一团在睡觉，我的意识在看着。突然就有光从上面洒下来。

神给我的启示吗？

1:30 醒来，休息很好，之后就是简单的睡和休息，再也没进入到主动睡眠中去。

我将我的生命向外在的探寻变成向内的探寻，细细地体会我的心、我的脑、我的身体。当我放弃我的自主意志，只做一个接受者和观察者，奇迹就在我眼前发生了。我得知了睡眠的秘密。放弃我有的，我得到了未知世界。

这个神迹最直接的用处在于我从此不再受到睡眠问题困扰。因为任何时候如果我感觉到累，我知道如何用主动意识将我的身体送进睡眠。我可以控制我的睡眠。

人自然睡着的过程，可能各式各样，不光是这样的深睡过程，还有太多我不知道的了。我不能够因为一夜的经历就吹嘘我知道所有关于睡眠的秘密。然而这一夜的观察和经历，让我从此摆脱了睡眠问题。更重要的是，它让我敬畏神。

很多人有睡眠问题，甚至有睡眠专家为此做毕生研究，用各样的科研手段——观察脑电波，测氧气含量、呼吸等等——让人得知睡眠的状况。但是对神来说，这是那么轻而易举的事，如果人能够自己进入到睡眠中，看一遍就知道了。而每一个人的身体应当原本就拥有这样的能力。科学手段用尽，也不及神智慧中的一小点。

神的智慧太多太深。

当人意识到以一己之力无法完全了解神的智慧和这个世界运行的规则，于是人类集群体的力量，将学科划分为许多个。后来即使单一的学科也太过深奥，于是学科内分化越来越细，研究越来越深。后来发现研究最终得不到结论，于是很多研究转为应用型研究。将研究出来的规律用于仿造，模仿神的智慧，创造这个世界可以"让生活更舒适"的技术。人以为的让人生活更舒适的技术，让人沉迷其中孜孜不倦地追求。回过头，却看到哥斯达黎加人的微笑。看到雨林物种繁多合谐繁荣的共同生存，羡慕能在这样的环境中生活。来这里度假，感受几天这样的日子，却意识不到这本是最初的美好。而人已经在城市的压力、嘈杂中，失去了这样的美好的机会。神留下了一个雨林，在提醒世人。

科学研究到了深处都有尽头。热力学第二定律是人类历史上多么伟大的理论。它指出世界将走向一片死寂。然而，观察世界，似乎并不是这样。另一个人类历史上的伟大的理论——进化论，且先不论它的对错，物种从低级到高级进化，逆着热力学第二定律进行。雪花如何形成美丽的形状？树木、叶子为什么自发地长出好看的纹路？一个小小的卵如何裂变成长为精密而复杂的人体？世界并非总是从有序到无序，同时也有从无序到有序。于是人反过来研究混沌和自组织理论。但是这样的理论研究至今并没有很高的突破，甚至模拟不出来最简单的生命开始的第一步。许多做理论研究的科学家，到最后不得不承认造物主的存在，比如宇航员 Hugh Ross 博士。做了多年物理研究之后，Hugh Ross 成为一名基督徒，因为他发现《圣经》远比热力学第二定律更值得信赖。

神创造的平衡复杂的世界，若要了解它，在几代人，包括天才的研究基础上培养出来的博士生也不过只能到热力学第二定律。再济毕生之力，能够再多走几乎看不见的一点点。如果墒增和混沌是神的平衡的智慧，人算是在一半的智慧里，但现在仍然在研究墒增的领域不能向前。而另外的一半，混沌如何自组织为有序？我们甚至第一小步都迈不出去。现在的世代，更少的人专注在孜孜不倦的理论钻研，而更多的人将专注力转向获得知识从而为人所用。难道神不是要人从学海无涯当中得到启示，看见神而敬畏神吗？神的智慧有多少呢？我们自己走，能走到哪里呢？

神的智慧包含所有。神的世界远比热力学第二定律的自然规律更为复杂，它不是单轴的。有走向死寂的热力学第二定律，就有从混沌到有序的自组织与之平衡。有因果报应，也有约伯记里义人受苦。有严谨的遵守律法，也有雅歌甜蜜的情爱。人想从经验中抽出自然规律，可是神的智慧远远地超出自然规律。

当我走出疑问，转身寻求神的时候，祂让我简简单单地看到了神秘的睡眠是这样发生的。医生用毕生研究，将人当作研究对象从外部观察监测，可能能得出其中的某些规律，然后用得出的规律帮助人进入睡眠。可这样做的次序是本末倒置的。就像老师带领下的瑜伽或者沉思，叫人控制呼吸，或是闭上眼睛，柔化视线，都是用主动意识来控制，从而达到安抚神经的状态。这是和自然过程相反着来的，将原本该自然发生的事，用主动意识去控制。

常常，我们人得到知识以后，就当成那是我自己的知识，并且为拥有这些知识而骄傲。相比无限和永恒，哪里有真正值得骄傲的呢？小时候，我生活在农村。农村孩子接触的知识面有限。小朋友吹嘘自己有多少东西，会用"百"、"千"，这些词。记得第一次说出"万"这个词，觉得自己了不起。后来我学到了还有一个"亿"，这让我激动不已。学习到"兆"的概念，已经是长大以后的事了。"兆"以后，我不知道有什么。但是，不管百、千、万、亿、兆，相对于神的智慧，就如人的生命相对于永恒。从千，到万，到亿，到兆，最终是敬畏神。

29. 天堂的秘密

观看了一场让我讶然无语的睡眠后的第二天，更大的神迹发生在我的身上。

早晨，走在街上，我问自己：我的头脑发生了什么？它特别清明，特别亮，特别干净。我的身体发生了什么？她柔软，轻盈又充满力量。

下面是我抄下来我躺在沙滩上的时候，用潦草的笔记录下来的日记。因为我不相信被头脑和回忆过滤之后，现在的我是不是能够诚实地复述出当时的感觉。

我不知道发生了什么。我的头脑怎么了？特别的清明，特别亮，特别干净。我真的是一个新造的人了。新的血液，新的头脑，还有新的身体。我的身体灵活又轻盈，充满了力量。这是怎么发生的？我的心里，没有任何的郁结，没有不舒服的任何情绪。

我这是要死了吗？我的知觉到底怎么了？我感觉像是在天堂。看见Andy站在冲浪板上，踩过一个一个浪花，我冲他竖起拇指。我意识到，是这个世界的习惯记忆让我这样做，并不是我。但我在一种极大的清明、喜乐和平安中。呼吸特别地通透。是神带我到了一个新的境界，还是因为我的身体太过疲劳但是我不知道？我的思维尤其清晰，就像人临死前的样子。我是要死了吗？然而这感觉如此美妙，让我通透，笑，完全开放地笑。

如果是我要死了，那就写下这个当见证。如果不是，那我就是在被治愈，完完全全地被治愈。身体感觉从没有如此美好。非常有弹性，有活力，轻盈又充满力量。头脑特别特别地清明透亮。呼吸在身体里没有任何阻碍。身体的每一个地方都是通透的没有拦阻的。心里没有任何的不舒服不安。合谐。这就是合谐。我的身体和灵魂处在这样一个合谐当中。

我如论如何都不能将我的意识拉进现实中。是要死了？还是一个新的头脑境界？我不知道。这是一种未知的感觉，我在天堂里。我脱离这个世界，但是我活着。

人总要跟已有的经验联系起来才有安全感。现在的感觉这样的未知。但这么好。不知道是不是要死了。但这么好的感觉，应该不会是要死了。是不是因为人怕未知，所以有这样美妙未知的感觉的时候，我才会猜是不是要死了。

我想睡一觉，睡一觉就回到现实了。可是意识这么清晰。它不肯。它可以送我的身体去休息去深睡，但意识一直都不肯。并且我充满了精力，充满了力量和能量。应该不会是身体需要睡眠。

好奇怪的意识状态啊。

这种陌生的感觉是好的，还是不好的？我要不要去旅馆休息？

在那样的感觉里，我跟Andy学冲浪。趴在冲浪板上，刚刚体会到切着水风驰电掣般的快感，人却不知如何已经到了水底。即使这么大的身体刺激，也没能将我的天堂状态拉回到这个世界的现实。

呼吸通畅的感觉太美妙。它在身体里沿着一条宽敞的大河，畅通无阻地游走。

当时，我在一个美丽的白沙滩上。照我的以往经验，我会看美景，用眼睛看，看着，让感觉在心里发生，将美景和感受收到心里。然而那时候，我丝毫没有注意到周围的白沙滩和海浪有多么美丽。它们就像一个背景，已经和我的身体圆融合一的背景。一切是开放的，通融的，不需要特别交通的。

回来后，我发现我没有留下照片。或许这可以是一个佐证。因为当时的我和天和海融为一体，是融合的。不需要眼睛看，用心赞美，用拍照留念。我在它里面，它在我里面。我和世界合为一体。

晚上 Andy 想开车出去吃饭。可是我的感觉是这样奇怪，我能开车吗？这是不是 DUI 啊？我跟 Andy 说："我试试看。"开上车，发现开车的感觉都完全在，只是头脑像被照明了一样，特别清楚通透。

我告诉 Andy，我写在这个本子里。如果是我要死了，希望 Andy 知道我的本子里有这个见证。

一切都是通融的。就像我在身体里的呼吸，来去自由，畅通无阻。

一切都是通融的、类比的。 混沌与自组织；诗篇教导的报应学和约伯的故事；哥斯达黎加雨林和伊甸园；科学、心理学和神学；朝辉、我和神；这样一天奇异美妙的感觉和天堂。

当然，我丢了一些东西。神成全我祷告求的"求神去除我的聪明和智慧"，我失去了我的聪明和智慧。

小时候，"学习好"是我的优点，也是唯一的优点，仗着我的脑袋聪明。现在我理解了有人脑子是笨的。我不会做简单的数学题。我失去了方向感和空间感，我不会分辨左右。我体会到老人出门迷路的无奈。我失去了我的智慧，我学会了谦卑。从生活经验中所得的，总要丢弃。我看到了生命的多样性。脑子笨的人，如现在的我，也是有用的我。就像哥斯达黎加的雨林。生命、生命真好。我回到家里的时候，看到花园里，杂草中的花还活着。没有杂草的地方，花已经死掉。我看到杂草也是好的。

我的眼睛前所未有的明亮。

神吗？奇迹吗？在饭店吃饭，我对 Andy 说："Miracle just happened. God has healed me."

从前我寻找"我"在哪里。后来我找到了自己，爱了自己，最终在丢弃自我中，我找到了喜乐和自由。我找到了神。

我是敞开的。像哥斯达黎加的饭店、商店、旅馆，都是敞开的。像神在最初的世界里，亚当是敞开的。

30. 笑容的秘密

第三个让我讶然无语的神迹发生在回家后醒来的第一个清晨。

大概是因为旅途劳累，我在主动意识控制的睡眠和自然睡眠的交织下，一夜睡得特别香甜。

醒来的时候，我的主动意识是清醒的，它在观察我醒来的过程：身体各处的知觉开始逐渐醒来，胳膊、手、腿、脚……但是他们酥酥麻麻的，说："还要睡一下。"这个醒来再睡一会儿，那个醒来再睡一会儿，此起彼伏。一阵又一阵的慵懒和安抚。这个醒来的过程很长很长。

在睡眠中，我的身体处于完全不动的放松状态。身体的苏醒，第一个动作是从哪里开始的？这是又一个让我震惊的观察：

我的主动意识在身体各处的知觉此起彼伏不愿醒来的慵懒中，感觉到完全放松一动不动的身体，突然从上唇尖传来知觉和动作。上唇尖的肌肉在收缩，慢慢地收紧，往下扯。扯着扯着，扯到一定的程度，就像触发了一个遥控按钮，两腮的肌肉像射线一样突然放松。我的主动意识知道，我在一瞬间绽开了一个笑容。

我的意识在旁观，看着这些的发生：原来，婴儿醒来自然的微笑是这样发生的！

太不可思议了！我居然是从一个满足香甜的睡眠醒来的过程中，观察而得知的！

　　这个笑容是从唇尖引发的。而唇尖在笑容展开之后，松开、隐退，"事了拂衣去，深藏身与名。"若不是我的自主意识在暗中观察，我不可能知道唇尖在笑容中的作用，最初是由它牵发。

　　唇尖是爱的感觉。怪不得我们太爱的时候，忍不住想用唇尖来亲吻。

　　这样的经验，是我之前一生获取的信息中所没有的，是新的。我想它是再一次神向我展示的神迹。它让我了解到笑容的秘密。让我看到了早晨笑容怎么样自发地展开，就像看到一个婴孩，从睡梦中展开他的笑容醒来。

　　我知晓了一个秘密：

　　用泥土造的亚当被神唤醒，是从一个笑容开始的。

　　而这个笑容，是从唇尖起始的。

　　而唇尖是爱的感觉。

　　"爱情像死亡一样强大

　　爱情的妒忌像坟墓一样不屈。"[9]

　　而这一切太合乎理性逻辑了！一切完美合谐圆融统一。人被造，是因为爱。人醒来的第一个身体动作是笑。

　　出生时候哇哇的哭代表了来到这个世界转换时的暂时痛苦，就像人离这个世界转换的暂时痛苦是一样的。离开之后就是完全喜乐了。一个对称的系统。

　　我又知晓了《圣经》的一个奥秘！"神造人缘于爱。"是神向我启示的一个主题。

　　《圣经》中，没有哪一本书比《雅歌》更令人费解。它的话题本身，大胆直率的情爱表达，让犹太教徒和基督教徒都感觉不解、震惊和尴尬。正派的宗教人士不知所措，羞于谈论。早期的

---

9. 《雅歌》8:6

神父辩论是否《雅歌》应该出现在旧约《圣经》当中。虔诚的犹太人解释为本书是描述耶和华和以色列关系的寓意歌。我们的教会解释为它寓指神与教会的关系。可是忽略了一点，也有可能是对《雅歌》的尴尬，使教徒们故意忽略这一点：这是神的启示，神造人的奥秘中心是——爱。

我在教会里的讲道很少听到《雅歌》。教徒的虔诚似乎更偏重理性与自我克制，自发情感几乎被完全丢失。奇妙深奥的《圣经》，用它的架构、言语向人启示神的话。神创造的美好、与神和好与亲近。是从唇尖发起的爱，牵发的一个笑容。是用人的直觉，情爱，心。靠教义、言论达不到的。直觉、心、灵，神的创造是最美好的。我们要靠着这美好，到达祂的那里。

爱，才是中心。我们说"神是爱"。但常常，神的爱，和爱情的爱不是一种爱。《雅歌》告诉我们，神的爱，不单单是严肃悲悯的博爱，也是心里的情爱。像你见着心爱的人，心尖发颤，忍不住用唇尖吻他的那种爱。唇尖是人醒来身体动作的第一个知觉。

"日头底下无新事。"面对我未知的永恒，面对永恒的未知，我怎敢妄言说我是天底下唯一知道笑容秘密的人呢？谁敢说别的人不知道这个秘密呢？

但神让我以亲眼见到的方式知道，这本身对我是极震撼的。就比如，见到亚利桑那大峡谷的第一眼，我说"Wow！"即使之前见过最棒的摄影师拍出来的照片，亲眼见到的第一眼，还是会说"Wow！"

我看到一张照片，前篮球明星科比的妻子带着三个女儿，她

们的背后是刚刚落成的科比与二女儿吉安娜的雕像。美丽的妻子
的表情让我顿时怔住了。因为太熟悉了。

镜子中的我是这样的。照片里的巩辉是这样的。

可能只有同类的人才能一眼就认出来。那个表情不是不笑，
而是笑容被丢失。

我曾经练习过微笑。我努力牵嘴角，发现比哭更难看。朝辉
走后，我就不会笑了。

我丢失很久的笑容，在早晨自然醒当中，在我的意识清醒的
睡眠中，被神送回来了。在这样一个早晨，神将婴儿初醒的笑容，
放回到我的脸上。

31. 不求与得着

从哥斯达黎加回家以后，过了很久。我想，经历那一夜清醒中的深睡，神让我得知了睡眠的秘密，从此不再受睡眠问题的困扰。经历那一晨醒来的微笑，神让我得知了笑容的秘密，从此将笑容放在我的脸上。可是那最为非凡的一天经历天堂是为什么？

我突然意识到，那是死亡啊。灵魂中的自我在那一天死去。

指甲的断痕告诉我，我经历过生命的死亡与新生。这一次，我经历的是灵魂的死亡与新生。我活在这个世界，但我并不活在这个世界。随着灵魂中自我的死，我的灵魂变得无比坚固、充盈而自由。

姐姐和医生给了我新的血液。神给了我全新的身体，全新的笑容，全新的灵魂，

祂用死亡救我出死亡。祂用生命给我新的生命。

我很犹豫要不要分享我身体经历的三个神迹。如果不能被证明和复制，如果不能有共鸣，与人分享有何益处？除了出于诉说的欲望和看似的炫耀？我的属灵指导老师瑟利斯小心地建议我：留在你那里。不要跟人分享你个人的属灵体验。在这个神迹不再的世代，人太想要神迹。太想像基甸那样三次问神："如果你是存在的，给我一个神迹，叫我看见，从而相信。"太过于个人的属灵体验的分享，或许会误导人追求属灵的体验。

我处在这样的犹豫里，直到有一天，我在读《雅歌》书的时候，一句话跳出来：

> 你这住在园中的
> 同伴都要听见你的声音
> 求你使我也得听见。

我再一次见到神奇，体会到为什么《圣经》是活的语言。它在对我说话。

所以，我急急地将这些经历写下来，因为我住在园中，因为新郎说："同伴都要听见你的声音。求你使我也得听见。"

神向我显现了祂的奇迹，让我知晓了从前未知的秘密。这些神迹，不是我所求的，它们发生在我放弃和降服的时候。求却不得，不求反而得，神的智慧奇妙，唯有敬畏。

神完完全全治愈了我。祂借地上的伊甸园的影子——哥斯达黎加雨林的丰富生命，用生命治愈了我。

我唯有敬畏、感谢与赞美！

2024 年 8 月 29 日

第五部分

寻求与丢弃

　　写到这里，我的书也到了最后。从朝辉离开，两年零一个月二十六天的经历，见证了我的心路轮回：从苦难到恩典，从爱己到爱人，从疑问到信靠，从寻求到丢弃。心走了最远的路，最远的路却是回家最近的路。

32. 从苦难到恩典

生活的真实远超出人想象的剧本。格瑞曾经当着我的面，数算我生活中发生的不幸。可是他数算的还没有完。

做了干细胞移植出院后的第 10 天。我和姐姐坐在院子里，我低头织毛衣，姐姐坐在我的对面，我们有一搭没一搭地说着话。突然，姐姐说话的声音变得很奇怪，像是嘴里含了块石头，故意的。我抬起头，问她："你怎么这么说话？"姐姐说："没怎么呀，很正常啊。"这时候，我注意到她的面容发生了怪异的变化。

我不想赘述接下来的细节。其实她是发生了脑梗。

姐姐从抢救室转去了 ICU，牧师开车把我从医院送回家。

我的身体非常虚弱。随救护车去急诊，一路精神高度紧张，我极其劳累。每一个呼吸都成了粗重的叹息声。每一次站起来，都不可避免地眼前发黑，久久才能缓过来。

姐姐不到 50 岁，一向身体健康，是骑行队的运动健将。她怎么可能发生脑梗？

我想起冬火难得的一次说出抱怨的话："如果说这是上帝对我们的惩罚，这惩罚也太重了吧？"我问了牧师同样的话。

牧师说："你知道这个问题的神学概念是错误的。"

我知道。可是，此时的我只想任性地发问。

急诊室的医生得知我刚刚做完干细胞移植，重复了两遍："你不该出现在这里。"急诊室情况复杂，对于抵抗力极其低下的我是危险的。可是我们都没有另外的解决办法。艾伦医生嘱咐过我："你要像对待刚出生的婴儿那样对待你的身体。要很小心环境，不能接触人群，不能接受探望。"对他的嘱托，我无可奈何。

艾伦医生最操心的事——我需要一个照料者，全天候照顾我三个月，不能自己开车——最终还是没有发生。我从一个病人，变成了病人的照顾者。出院前，护士给姐姐做了培训，每天一次冲洗和护理我身上的输液管，现在我不得不自己来做。我也不得不自己开车去诊所，买菜、做饭、带着姐姐做运动康复。

在潜意识里，我以为得了罕见的血液癌症是苦难的终结。可是我没有想到苦难有一重、又一重、再一重。

时间有着流水一样柔软不易觉察却极为巨大的力量。它冲刷掉我被当下限制的认知和任性的发问，而让真相显露。随着时间的推移，我越来越惊惧地觉察，我当时以为的再次苦难，却是神的奇妙恩典。

姐姐脑梗发生的原因是她有先天性心脏卵圆孔未闭，这么多年一无所知。脑梗的发生，让她得知了原因，做了卵圆孔封闭手术，从而避免了未来的隐患。

在抢救室的时候，神经科医生拿着CT结果走进来，和我谈话："红色的区域代表死亡的脑细胞。绿色的区域代表正常的脑细胞。CT结果显示右脑有 50% 的脑细胞死亡。"

CT 的片子放在我的面前，右脑大片的红色区域容不得我怀疑。

"有可能会恢复吗？"

"脑细胞死亡如果已经发生了就是不可逆的。有人通过复健会恢复一点，但是完全恢复是不可能的。"

医生的口气很肯定。

姐姐只比我大一岁，爱美爱运动的她，怎么去接受自己偏瘫的现实呢？

就在医生刚刚结束和我谈话的时候，姐姐的左手动了一下。

又过了一会儿，她的左脚也动了。再过了一些时候，她左边耷拉的嘴角提起来了。

神迹，逆着医生的宣判，逆着 CT 的结果，逆着医学发生了。当然，我可以用科学观点解释说，是时间问题。她的恢复发生在可逆转和不可逆转之间的时间节点边界上。但是，我依然不能不惊惧奇妙的超自然力量。

如果脑梗发生的时刻，我没有刚刚好和姐姐在一起；如果救护车不是 3 分钟之内到了家里；如果不是救护车在路上，抢救室已经在准备；如果不是到了医院急诊处无阻碍地迅速进入到抢救室；如果不是到了抢救室，七八个医生护士已经准备就位……这些刻不容缓、堪堪险些错过，就像电影里的定时炸弹倒计时，被停在了最后一秒。姐姐奇迹般从脑梗中恢复，安然无恙。这实在是一个小概率的发生。如果不是这次脑梗的发生，姐姐并不知道自己有卵圆孔未闭。而卵圆孔未闭导致的脑梗，不一定将来在什么时候发生。

时间让我越来越相信，这件事情的发生不是我当时解读的"再一重苦难"，而是神再一次向我彰显祂的存在和祂的恩典。世界上的一切事按照自然规律有序地发生。然而在自然规律之上，却有更高级的力在游走，指挥着一切自然发生的方向。它是灵的力量。

三个月的隔离期过后，我去南湾艾娃和罗希特的家中探望他们。两岁的小女儿萝拉绕着我，拿她各种各样的玩具和我角色扮演，让我追着她跑。艾娃很惊异，说："她很害羞，她怕陌生人。"但是萝拉却和我一见如故。艾娃怕我跟着她跑累到我，不停地让女儿不要跑，但女儿不听，跑到厨房，让我追到她，把她抱住，"咯咯咯"地在我的怀里笑。罗希特的妈妈从印度过来照顾他，他仍然是一个病人。艾娃说，罗希特几乎天天躺着，催他出去走路，他勉强走到门口就走回来。罗希特坐在沙发上，笑眯眯地听着伊娃的数落。

还是像第一次在医院家庭室见面的时候，罗希特是一个病人，我看起来不像病人。

神的灵看顾我。在我的抵抗力如新生婴儿一样脆弱的时候，我冒了很大的风险违抗医生的嘱托开车出门买菜、看医生。我的脑子不太好用，判断力有问题，发生了三次在停车场剐蹭车的事，这是前所未有的。但是我没有感染，没有交通事故。或许因为我没有依靠的不得已，反而让我体力恢复得更快。我的方式一定不可取，但是在我找不到更好的处理方式的时候，我只能将一切交托给神。

"神给人的，必不超过人所能承受的。"[10] 日子虽难，但是都成了影子一样的过去。

10.《哥林多前书》10:13。

33. 从爱己到爱人

我以为我找到了自我。在每一年我写下来的新年计划中，我可以看到我的生活几乎完美：我担负我的责任，并构筑美好生活；我有一个美满的家；我养育孩子，照顾父母；我和朝辉相伴相爱；我热爱我的工作，我为人类做贡献；我有许多爱好，户外活动、做手工、做肥皂、画画、做志愿者；我的内心强大，强大到独自面对强大的权威机构对职场霸凌说"不"。我的能力足够，我的自我积极充实，充满了活力和意义，我按照我的心意安排我的生活。在四十岁的时候，我领悟到"生活是可以自己掌控的。"

然而，朝辉的骤然离去将我推进一个精神枯井。虚空的虚空，一切都是虚空。 我是谁？我找到了自我。我活成了自己想要的样子。然而，有何意义呢？

牧师在此时对我的劝告是："不要陷在自我当中，要为他人而活。"当我这样去做的时候，却陷入了另外一个困境中。"为他人而活"像一个空洞的概念。我陷入了一个精神上的绝境，并且这种绝境是我不可控的。并不是我不想去为他人而活。一个人如果没有自我，谈何放弃自我？

"我"在哪里？"对人好"成了习惯，久而久之，我不会对自己好了。我很会做饭，会揣摩朝辉今天的胃口想吃什么，会揣摩孩子们吃什么会开心，会揣摩用什么招待客人。但是，到了我照顾自己的时候，我发现我居然感觉不到我想吃什么喜欢吃什么。我的心没有留给自己。

有前辈来家中探望我。他说："你一定要振作起来，因为你现在是家里的唯一支柱，老人孩子都要靠你。"

这句话，我懂。但是它像一把从天而降的昊天锤，将我砸进土里，喘息不得。

如果世界没有我呢？

在我的职业生涯中，令我收益最大的忠告，来自于我的职业导师，在公司做副总裁的斯蒂芬。他说："如果这个工作不再需要我，那么我就是成功的。这是我的工作目标。"那时的我，努力在工作中表现我多么能干，我是公司唯一拥有某项技能的技术骨干，公司离不开我。这样的思路让我有职位稳定的安全感。斯蒂芬的话，对我是一个全新的概念，它为我打开一个新的视野。在我将"这个工作不再需要我"当作工作时的潜层目标的时候，我发现我不是丢失了职位安全感，而是获得了更宽广的发展天地。当我可以把我负责的工作交给别人，总是有新的内容推我去学习、拓展。新的态度尤其帮助了我在工作中与人的关系。将封闭的目标变成开放的，放弃拥有的，和《圣经》中教的道理多么一致。一切都是通融的。

从前，"这个世界离不开我"；现在，"假如世界没有我"。我对待外部世界的方式和态度变了。对待我的孩子也是一样。我想这样是对他最好的预备。

我假装这个世界没有我。电话响了，不接。来信息了，不回。有人需要帮助，我不在。我全心全意地关注和看护我的心灵。而生病和住院是我的绝佳机会，让我毫无心理负担地自私。

两年又一个月零二十六天的孤独。

当我爱了自己，我看到了爱自己的尽头。

如果只到这里，如果只是找到自己，只是爱自己，那又如何？指向的是毫无希望的死亡。我允许自己不爱别人，我完全自私地爱了自己之后才明白，爱人是爱自己的延伸。因为我爱自己，爱我的灵魂的重量，所以我爱他人。

爱，缘何而来？它不是一种形式，不是对规则的遵从。信仰也不是。

坐在日隐，我更加爱它，因为我爱我的生命。我爱这个世界，因为我爱我的灵魂。当我爱的时候，我的灵魂被滋润，舒展和美好。当我不爱的时候，我只是我，会干枯的死亡的我。

在艾莉娅和 Andy 的诊疗室，发生了这样的对话。

Andy："你住院的时候，我一个人住，我很独立。可是我不喜欢独立。"

我："你不喜欢独立给你的自由吗？"

Andy："我想要支持。我不喜欢独立。我感觉自从你住院回来，我们的关系就变了。你像一个照料者，而不是一个妈妈。"

我不敢直接面对 Andy，而是对着艾莉娅，说："那时候，我在预备我的死。我在预备 Andy 能够在没有我陪他的情况下正常生活。我把自己剥离了。无论从情感上，还是从物理存在感上。我做一切他吩咐我做的事，却不指导他，安排他。"

Andy："其实我也是。我也在剥离我自己。"原来，他也在为我可能的死做预备。

我："现在是我的再一次转变。从预备死，变成预备长久生活。"

我们的相处方式再次转变。我把他的饭做好，摆在桌子上。

Andy 坐下来，伸手让我给他拿勺子。他宁可坐在那里和我辩论，为何我拿勺子比他自己拿更合理，也不肯起身自己去拿勺子。我听他半真半假的辩论，怒笑着地把勺子递到他的手里。

他早晨睡懒觉，总是赶在最后一分钟上火车。有几次到了车站，眼看着火车准点离开，但是屡教不改。我配合地把早饭放到车里，开飞车协助他赶火车。他有时夸我："你干得不错。"

我得承认我不是一个完美的妈妈，甚至不是一个好妈妈。这两年，他被迫长大得太块，错过了做一个撒娇赖皮的孩子。可能只有充分经历了自己是一个孩子，将来才能比较容易地做一个好爸爸。我的弥补可能矫枉过正，但是我对我的孩子有十足的信心。

我重新做回一个妈妈，尽量把他宠成一个孩子。Andy 重新变成一个孩子，尽量享受被妈妈宠坏。

我不再"待人好"，我开始真正地爱人。

34. 从疑问到信靠

感谢从小接受的共产主义教育和多年科学的训练，它们给了我"怀疑一切"的精神。我放弃了"只凭信心"的相信。当我不再回避我的疑问，诚实地对待我的信仰，寻找内心真实回应的时候，我有了惊奇的发现。

三位一体、道成肉身、从起初到末了的救赎计划……当完全遵从理性逻辑的时候，《圣经》显示了逻辑上的巧妙严谨且自洽。内容上的博大与精深，逻辑上的复杂和严谨，开启了我从未想到过的天地。无论如何质疑和挑战，都能严谨地稳当地自辩，这让我惊讶的同时，有了长舒一口气的踏实。

我也体会到为什么说《圣经》是活的语言。

从前我常常不确定自己对《圣经》的的理解对不对，要跟牧者求证。可是突然之间，我感觉自己成了神偏爱的孩子，得了特权。仿佛我心中有烛光亮起，经文的字下面藏着用神秘墨水写的密码，它们在烛光中对我显现。

比如"有人打你的右脸，连左脸也转过来由他打"，耶稣这样令人迷惑的教导，到底在教我们什么？ 一个人很难超越自己的认知范畴，去理解一个事物。在我从前认知里，还算说得通的解释是打人右脸是一种羞辱，连左脸转过去表达了对敌人轻蔑和保持尊严的态度。另外一种解读是对敌人的原谅和宽恕。

当我再次读这句经文的时候，我突然看到烛光之下闪烁的字：耶稣说的是一个"战胜了死亡"的状态啊。当我放弃我的生命，那么我不在乎是不是有人打我。打我的左脸，那你也打我的右脸吧。你拿我的里衣，我把外衣也给你好了。没有仇恨，和宽恕无关。不是身在其中的原谅，而是超越这个世界，战胜死亡的"爱"。是一个人"形如枯槁"，"丢弃生命"之后的境界。

耶稣在做一件极其艰巨的事。因为他要传讲的道，颠覆人的传统认知，打破道德体系框架。

我不会争辩论说我的解读一定是对的。有些时候争辩对经文理解的对错可能没有意义。有意义的是个体内心的领悟和在真实生命中的映照。神的话对每一个信祂的人都是活的，在每个人身上都有不一样的启示。《圣经》是需要用生命去读的书。

我恍然意识到，相信神原来不是不可以怀疑的先决条件，而是一道门。心门打开，《圣经》会对你说话。没有打开门的，不可能领悟到《圣经》的真义。

"叩门的，必给他开门。"《圣经》中包含了人世间所有的道理，所有的秘密。

我走上了寻找自我的路。在路上，我进入死亡，又走出死亡，成了一个名副其实的"新造的人"。我的心灵走过了长长的一路。当我怀疑神的一切，它却将我带进了坚定不移的彻底相信当中。

"耶稣先爱了你，你怎么能不爱祂呢？"想到牧师的这句话，泪水湿了我的眼眶。是的，我怎么能不爱祂呢？

九百多年前，波斯诗人伊本·阿比·海尔（ibn Abi-L-Khair）说：

Until faith becomes rejection, and rejection becomes belief
There will be no true Muslim.

除非忠心变成拒绝，拒绝变成信仰，

否则没有真正的穆斯林。

它说的是一个普世的道理。

走了最远的路，最终回到相信神的原点。我感恩、敬畏、顺服神。

35. 从寻求到丢弃

放弃你自己，你将找到真正的自己。失去你的生命，你将拯救它。

C.S. Lews：《返璞归真：纯粹的基督教》

C.S. Lewis 在《返璞归真：纯粹的基督教》书中写道："放弃你自己，你将找到真正的自己。失去你的生命，你将拯救它。"

我体会到这句话是真实的。但是，我的经历告诉我，他只讲了后半场，他没讲的前半场是先得到，而后才能够放弃。先拥有，而后才能失去。

格瑞曾经与我有过一次关于生命的对话。他说："你若观察一朵花的绽放过程，最开始它是一个小花苞，慢慢地开放，开放到最盛最美，然后它会慢慢地枯萎，凋谢。这才是完整的一生。"

我很赞同他的说法。一个成熟而完整的生命历程，就像一朵花的一生。

起初是一个小花苞。我们观察与听从这个陌生的世界，任由自己与周遭的世界融合、碰撞、被打磨、被塑造，我们遵从或悖逆被教导的规则，最终长成了大人的模样。

长大的花苞舒展它的瓣片，盛颜绽放。常常在这时候，却发现被什么东西阻隔了，以至于绽放无法完全。我们许多人在被世界打造的过程中，太多地被教导要忽略自己，更多地为他人服务，对他人慷慨给予。**自我**被忽略、丢失了。只有真实的自我，才能使得为他人服务，对他人慷慨出于真实的爱。重新开启寻找自我之路，找到真实的自我，就如脱茧化蝶一般，脱离被世界打造就的样子，成长为自己想要的样子。

盛颜绽放后，是逐渐的枯萎。这个阶段缓慢而悠长且十分重要。这时候，我们的心智成熟完整，懂得了放弃，专注内在成长。从追求外在的绽放转变为专注于内在的成长。从追求自己想要的样子，上升为追求成为像神的样子。外在的生命渐渐枯萎，内在生命更加旺盛繁荣。当花瓣完全凋零的时候，会惊喜地发现，芯里面露出一个幼小的果子！

不是所有人到了枯萎的时候，都经历过自我的绽放。有的人，被世界和环境塑造成什么样，他就安心地照着那个样子活。辛苦了一辈子之后，突然很茫然：我为什么活呢？我的爷爷在临终前，坐在炕上，问前去探望他的老友："这就是一辈子？这就是一辈子？"似乎这教他难以置信。

有些人的生命，停留在盛颜的绽放，拒绝老去，拒绝枯萎。她／他找到自我，掌控自己的生活，活得自信，内心强大而自由。然而，成熟自信内心强大的人，依然时常被困惑和冲突捆绑，没有全然的满足和平安。在一个访谈节目中，一个大学生问中国著名播音员白岩松："人生的意义是什么？"白岩松回答说："人生没有意义，人生的终极意义就是没有意义。"他的结论是说，因为没有意义，所以要活好每一天。强大，却缺乏软弱。美丽，却缺失凋零。如果缺失了凋零，最后芯里会有果子吗？

我想，只有重新从强大变得软弱，从追求外在的绽放变成追求内在的成长，才能得到生命中真实的喜乐和满足。"像神的样子"，不仅仅是基督徒，而是所有人类对精神生命灵魂的忠实追求。

德国作家赫尔曼 - 黑塞，在《悉达多》这本书里讲述了一个人——悉达多寻求"再无所求"的平静、满足和幸福的历程。他拥有所有的爱，却不能让他的心灵满足。他练习苦修，克制肉体欲望，但也没有真正的平静。他学习并精通所有教义，却也没有真正得道。后来，"我听便灵魂与肉体的安排，去经历罪孽，追逐肉欲和财富，去贪慕虚荣，以陷入最羞耻的绝望，以学会放弃挣扎，学会热爱世界。我不再将这个世界与我所期待的，塑造的圆满世界比照，而是接受这个世界，爱它，属于它。"悉达多最终做了一个摆渡人，看着河水，找到了内心的平静。

悉达多经历了完整的生命之路。做一个高尚克己的人，克制肉体的欲望，学习懂得最深的教义和人生道理，都无法让人获得最终的平静。只有走进去，再走过去。这是必走之路。从体验和经历中得到的领悟是教导、言语、思考替代不了的。

在一个微尺度上，我走了和悉达多相似的路。我禁食，克制欲念，用身体的痛苦转嫁灵魂的痛苦。但我并没有找到平安。我遵守被教导的规则，做一个好人，爱我的邻舍。承担我的责任，做一个好女儿，好妈妈，好雇员，帮助一切我能帮到的人。一个舍己的我，同时也是一个崩溃的我。于是我放弃我所有该承担的责任，我专心寻找本我是一个什么样的人，我允许自己不善良、不慷慨，会愤怒。我不再遵从社会规则假装自己。一个自私的我，同时也是一个自由的我。在完全的自由里，我重新了解自己：真实的我是一个什么样的人。于是我看见了天地的开阔，河水的宁静。我看见一个只有自我的人注定的灵魂颓败。然后我看见了神，看见我的使命，看见前面让人欣喜微笑，让人勇敢前行的无尽希望。

我听过这样一个故事：

有一个富人在海边晒太阳，看到一个流浪汉。

富人说：你怎么不去工作，却跑来海滩偷懒？

流浪汉说：工作是为了什么？

富人说：挣钱啊！

流浪汉说：挣钱来干什么？

富人说：有钱了就可以像我一样享受沙滩和阳光了。

流浪汉说：那我现在不是正在享受沙滩和阳光？

这是一个被当成笑话讲的故事。再想这个故事的时候，我想它其实讲的是一个人生。一样的终点，表象相同，过程却不一样。我愿意做那个富人。坐在阳光下沙滩，看着大海，像悉达多看着面前流淌的河水。他的眼神深邃，有复杂的底蕴，也有通往无限未来的希望。而不是眼神空洞，没有过去，未来也只到这里。

然而，一时的"领悟"并不能带来一劳永逸的不惑和平安。我时时还会和欲念征战，时时会再次陷入困惑。但是我知道了那一条路，我在蜿蜒地往那个方向去。

我和 Andy 在加勒比群岛航海。Andy 在海里晕船，我用我的经验教他："如果你将眼睛盯在陆地不动的物体上，虽然船动，但你不会晕。"

Andy 说："就像我们在生活中定睛在神吗？"

我说："是的。"

有一天我们的目的地正是风来的方向。如果船的方向直直地往目的地去，那是航海术语里的"NO GO ZONE （禁区）"。因为帆船的动力来自于风，直往风来的方向会使风帆失了风力，船没有了前进的动力。唯一办法是围绕着目的地的方向走"之"字，愈来愈往目的地靠近。我们的帆船在海浪中颠簸摇晃着，小水手们不时地在船长的指挥下变换风帆的走向，用迂回的"之"字御着风却逆风而行。

我的生命行程如同帆船逆风航行。虽然是"之"字形，虽然不是最近的那一条，但它的方向却锚定在神，如何都不会飘得太远。

格瑞说："我希望在隧道另一端的，是更强大的你。"我走到了另一端。但是另一端的我，不是更加强大，却是硬币的另一面，更加软弱。正是软弱，成就了我完整的生命。

一切都是矛盾的，恰合的，对立的，统一的。一切都是圆融的和谐的。这是 Shalom，平安。

眼睛——写在最后

(If I should die before you do)

When

you wake up

from death,

you will find yourself

in my arms,

and

I will be

kissing you,

and

I

will be crying

——Richard Brautigan

（如果我死在你之前）

当你

从死亡中

醒来，

你会发现你

在我的怀抱里，

而我正在

　　吻你，

　　正在

　　哭泣。

　　心灵上，我很依赖朝辉。什么小破事都要和朝辉说一下，才算过去。就像小孩子磕破了手指，一点点小伤口，要一直举着，一直到妈妈吹一吹，这才算满意，蹦蹦跳跳地玩去了。

　　"我今天在路上开车，错过了一个路口。"

　　"早晨在咖啡店，店员做了一个奇怪的拉花，我问他是什么，我以为他说'是猪（swine）'。其实是天鹅（swan）。"

　　如果在平常，我碰到这些事，就给朝辉打电话。他听了，我就安了。

　　就是这些小小的话，没有什么意义，但我一定要和朝辉讲一讲。可是朝辉不在的时候，我的这些小话没了去处。

　　"家里的窗户要不要换？屋顶是修一修还是换新的？"不单小话没了去处，什么大话也没人商量。

　　我在孤独中过了两年。这两年里，除了一个人去日隐，余下时间我就在家里坐着，在厨房的大餐厅的一角，窗外是荒芜的花园。我不用微信，不接电话，不回信息，有人敲门也假装听不见。

　　后来我适应并习惯孤独了。

　　朝辉走后，我走路去 Trader Joes 买菜。就在那条路上，我们手拉着手，一个步子走路，韩国邻居夸我们："你们，真美！"现在我的右手空空的。朝辉的手没有在。我感到空。

　　后来，我发现他不是消失了，而是挤呀挤，挤到我的身体里来了。我走得笔直，右手不再感觉空空的了。

　　现在，我不孤独了。朝辉挤到我的身体里。他的力量，他的同意、认可、夸赞都在。

神也在。

我再没感觉到有渴望想把小话大话讲给人听。我的信心和力量在我的里面，强壮而充盈。我什么都不缺。我的心里有一个稳稳的锚。

有一次我回到教会，一个坐在我身边的姐妹想要安慰我，她说："你永远不会忘记他的。"我的心被蜇了一下。"忘记？"她好像在说一件已经过去的事情。只有过去的事情才会被"忘记"。朝辉不是过去。但是，心是最不可靠的。谁知道什么时候我会忘记了呢？现在，他长在我的里面，坚固地合二为一。

朝辉的话我是信的。他说，地上很多年，其实天上就是一小会儿，他会在那道门那里等我。但是我的心里还是有一点不是很踏实。他走的时候是 47 岁，要是我太老了，见面的时候会是什么情形？如果我很老的样子，怎么能般配呢？直到有一天。

那天，在教会。突然，眼角瞥到了一个熟悉的影子。我的前面右方，坐着一位老人家，大概八、九十岁。头发稀疏柔软，脸颊消瘦，动作缓慢。我侧脸，从眼角的余光在不清晰当中感受曾经的温柔。那个短暂的模样已经刻在了我的脑海中，他最后的样子。我突然意识到，朝辉不是没有机会变老，他是将时光浓缩了。他在很短的时间迅速变老。一个很老的老人。

我放心下来。我可以安心地变成一个头发稀疏花白，动作迟缓的老婆婆，等我们相见的时候，依然执子之手，与子同老。

梦中相见也是一个不错的方式。昨晚，我们又见面了。我们一起回国，在地铁站，他们进了站，我却发现我的票没钱了。朝辉没有办法联系到我。大多数时间我都在想办法借手机给朝辉打电话。终于看见他们了。两个孩子是现在那么大，跟在爸爸的旁边。早晨起来，走进梦里的片段，心里暖暖的。短暂的梦里相聚，让我的心不枯干，被暖暖的爱滋润。

有一天，在走路。想起以前 Leo 喜欢在我和朝辉中间，两只小手吊在两只大手里，轻盈的小身子被吊着走。那样的景象出现在记忆里，湿了我的眼眶。现在，那个坚韧的独立的年轻人，和被吊着走路的小孩，完全是不同的人了呀。小时候的样子，只留在了记忆里。

我又想到了和朝辉的记忆。和他在一起的记忆，就如同孩子小时候的记忆一样。过去的留下来了，沉淀成爱，成了托起未来的地基。我没有失去记忆里那个小孩子，他只是长大了。我也没有失去朝辉，他只是搬了家先去，在那里等我。

从起初相识，我喜欢看朝辉的眼睛。他是南方人，一个陌生人。但是有很奇怪的一种熟悉的感觉。

"我总觉得你的眼睛很熟悉。像……我小舅舅的眼睛。像小舅舅家的小红马，它认得去我家的路。或者像姥姥家砌在南墙上的拴马石。"我不止一次，看着朝辉的眼睛，跟他说。

不知道为什么他的眼睛给我一种与生命最小的时候相关，和温暖的事物相关的熟悉感。

有一天，在镜子前，看着我自己的眼睛，突然从我的眼睛里看到了朝辉的眼睛。和生命最小的时候相关，和温暖的事物相关的熟悉感。那是温柔，是宽厚，是朝辉。他此生再也不离开我了。

他在我的眼睛里。